Karina Reiss & Sucharit Bhakdi

CORONA
UNMASKED

Neue Zahlen, Daten, Hintergründe

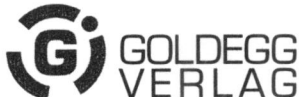

Bildrechte Autorenfoto: Karina Reiss
Umschlaggestaltung: Alexandra Schepelmann/donaugrafik.at; Carolyn Magerle

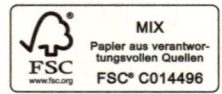

ISBN: 978-3-99060-231-7

© 2021 Goldegg Verlag GmbH
Friedrichstraße 191 • D-10117 Berlin
Telefon: +49 800 505 43 76-0

Goldegg Verlag GmbH, Österreich
Mommsengasse 4/2 • A-1040 Wien
Telefon: +43 1 505 43 76-0

E-Mail: office@goldegg-verlag.com
www.goldegg-verlag.com

Layout, Satz und Herstellung: Goldegg Verlag GmbH, Wien
Printed in the EU

Für unser Licht in der Finsternis,
Jonathan Atsadjan

Inhaltsverzeichnis

Vorwort

Liebe Leserinnen und Leser,
um Missverständnissen vorzubeugen: Dies ist ein populärwissenschaftliches Buch. Es ist für Menschen geschrieben, die nicht alltäglich medizinische Fachzeitschriften lesen.

Wir beschäftigen uns als Wissenschaftler seit mehr als einem Jahr jede freie Minute praktisch mit nichts anderem als mit dem Thema Corona. Wir stehen im permanenten Austausch mit hochrangigen Ärzten und Wissenschaftlern aus aller Welt und beziehen unsere Informationen aus fundierten Studien. Diese Ergebnisse erfährt die Bevölkerung so gut wie gar nicht.

Nach wie vor sind viele Mitmenschen deswegen verunsichert und verängstigt. Weder Politik noch die zuständigen Behörden oder die Presse betreiben ehrliche Aufklärung. Wie viele Wellen kommen noch? Ist die Impfung die einzige Rettung? Wann ist diese Pandemie endlich vorbei?

Dieses Buch erhebt weder den Anspruch auf Vollständigkeit noch darauf, die eine einzige Wahrheit zu verkünden. Es ist unser Bestreben, Dinge aufzuzeigen, die insbesondere in den Mainstream-Medien unerwähnt bleiben, aber für die Beurteilung der Sachlage unbedingt bekannt sein müssen. Jeder Mensch sollte in die Lage versetzt werden, seine eigene Meinung zu bilden.

Wir verfolgen keine politische Agenda, wir sind nicht rechts und nicht links, nicht oben oder unten. Wir fühlen uns einer Wissenschaft verpflichtet, die den Menschen dient und auf die Fakten schaut, anstatt unbegründete Panik zu verbreiten. Erkenntnisse der Wissenschaft und Medizin sollten zum Wohle der Menschen eingesetzt werden und sie vor Schaden schützen.

Es ist immer traurig, wenn Menschen von uns gehen, die einen festen Platz in unserem Herzen hatten. Jeder einzelne persönliche Schicksalsschlag ist ein schmerzlicher Verlust. Trotzdem dürfen wir dabei nicht vergessen, dass der Tod ein Teil des Lebens ist. Was bleibt uns, wenn wir aufhören, aus Angst vor dem Tod zu leben? Bei allen Risiken, die das Leben mit sich bringt, dürfen wir den Blick auf das Gesamte nicht verlieren. Wir hoffen, dass dieses Buch dabei hilft. Wir möchten einen sachlichen Austausch, der es ermöglicht, unterschiedliche Zugänge auf einer Ebene zu diskutieren, die Menschen nicht auseinandertreibt.

Eine Reihe von grundlegenden Erklärungen haben wir in unserem ersten Buch dargelegt. Sie werden hier nicht im Detail wiederholt. Stattdessen wollen wir die neuen Zahlen und Fakten und Hintergründe beleuchten, die seitdem zutage getreten sind. Welche Schlussfolgerungen hieraus gezogen werden können, ist dem Urteil der Leserschaft überlassen.

Einleitung

Im Mai 2020 schrieben wir das Buch »Corona. Fehlalarm?«, um Diskussionen anzuregen, damit wir nicht von einem Lockdown in den nächsten Lockdown geraten. In einer Krise, die von den politischen Führungen als »Jahrhundertkatastrophe« bezeichnet wird, hätte man erwarten mögen, dass Expertinnen und Experten aus verschiedensten Bereichen (Ärzteschaft, Pflege, Wirtschaft, Psychologie, Soziologie etc.) an einen Tisch geholt würden, um bestmögliche Lösungen für die Gesellschaft zu finden.

Kontroverse Diskussionen waren jedoch nicht gewollt und die Geschehnisse nahmen leider einen anderen Lauf. Stattdessen befinden wir uns mitten in einer »neuen Normalität«, die wir uns noch vor Kurzem wohl nicht in unseren kühnsten Träumen ausgemalt hätten.

Polizisten verbringen ihre Zeit damit, Parks und Kinderspielplätze abzufahren, um zu überprüfen, ob tatsächlich nur ein Elternteil mit dem Kind unterwegs ist oder ob bei jemandem die Maske schief im Gesicht hängt. Im schneereichen Winter 2020/21 werden die Rodelbahnen gesperrt, Schlitten einkassiert. Zwei junge Männer müssen 11.000 Euro an Bußgeldern zahlen, weil sie eine Schneeballschlacht »angezettelt«

haben. Im öffentlichen Ansehen werden sie Verbrechern gleichgestellt. Eine pflichtbewusste Altenpflegerin startet etwas zu früh zur Arbeit, die Sperrstunde ist noch nicht vorbei – sie darf 340 Euro Strafe zahlen. In Düsseldorf gilt ein Verweilverbot. Man darf spazieren, aber sich bitte schön nicht auf einer Parkbank ausruhen oder gar stehen bleiben! Wehe – selbst wenn kein anderer Mensch weit und breit in der Nähe ist! Das Ordnungsamt kontrolliert und verteilt emsig Bußgelder![1]

Wer nicht hören will, muss fühlen. Im wahrsten Sinne des Wortes, dachte sich wohl ein Mann, der im Zug ein zehnjähriges autistisches Kind beschimpfte und schlug, weil dieses keine Maske trug. Es geht immerhin darum, »Haltung zu zeigen« – und zwar die richtige. Um Sinn oder Fakten geht es schon lange nicht mehr. Ein teilweise fanatischer Glaubenskrieg spaltet die Gesellschaft, den Freundeskreis, die Familie.

All diese Ereignisse sind Grund genug, sich diese Entwicklung noch einmal anzusehen, denn die nächsten Generationen werden uns eines Tages fragen: Wie konnte das alles geschehen?

Die Pandemie aus dem Labor

Die Coronakrise bezeugt auf erschütternde Weise, welche tragischen Folgen heraufbeschwört werden, wenn Grundsätze und Erkenntnisse der modernen Medizin missachtet und verworfen werden.

Bislang galt, dass zur Diagnosestellung einer Infektionskrankheit die Erhebung der Krankheitsgeschichte (Anamnese) und die Patienten-Untersuchung im Zentrum des ärztlichen Handelns stehen müssen. Laboruntersuchungen können hinzugezogen werden, wenn sie z. B. für die Differentialdiagnose und Therapie-Entscheidung behilflich sind. Sonst aber *nie*. Wenn Sie Urlaub in Thailand genossen haben und zurückkehren, besteht kein Grund, am Flughafen eine Malaria-Diagnostik durchzuführen, wenn Sie kein Fieber haben.

Im Zusammenhang mit Corona ist zum ersten Mal in der Geschichte dieses eiserne Gesetz verletzt worden. Nicht der Mensch, sondern ein Laborbefund übernimmt die zentrale Rolle bei der Diagnosestellung. Weltweit. Wäre dies passiert, weil der Labortest zuverlässig ein Superkiller-Virus aufspürte, könnte das Vorgehen vielleicht noch verstanden werden. Doch das war und ist nicht der Fall. Schlimmer noch: Der Labortest führt zu zahlreichen falschen Ergebnissen – und die Welt in die Irre.

In Wuhan wurde im Dezember 2019 über das Auftreten einer neuen Lungenerkrankung berichtet. Am 12. Januar 2020 wurde eine Erbgutsequenz veröffentlicht, auf deren Grundlage Christian Drosten, der Leiter des Instituts für Virologie an der Charité Berlin, ein Test-Protokoll entwickelte, das am 23. Januar veröffentlicht wurde.[2]

Kurz darauf wurden in Deutschland die ersten RT-PCR-Tests zum Nachweis von SARS-CoV-2 auf den Markt gebracht. Eine Reihe von weiteren Tests folgte. Keiner ist als diagnostischer Test zur Diagnose der Krankheit COVID-19 zugelassen – alle sollten lediglich als Hilfe zur Diagnosestellung – zur *In-vitro*-Diagnostik – eingesetzt werden. Entsprechend findet man typischerweise einen Hinweis auf den Beipackzetteln der Hersteller wie: »Dieses Kit kann nicht als Grundlage für die Bestätigung oder den Ausschluss von Fällen verwendet werden.«

Und das aus gutem Grund. Mittlerweile hat eine Gruppe von 22 Wissenschaftlerinnen und Wissenschaftlern eine detaillierte Analyse vorgelegt und auf schwerwiegende Fehlerquellen des Drosten-Test-Protokolls hingewiesen.[3]

Aus unserer wissenschaftlichen Sicht ist es unverzeihlich, dass jeder positive Test als Infektionsfall und jeder verstorbene Mensch als »Corona-Toter« registriert wird, wenn der Test zur Lebzeit positiv war.

Der schicksalhafte PCR-Test

Der bereits verstorbene Erfinder der PCR, Kary Mullis, wurde für seine Großtat mit dem Nobelpreis ausgezeichnet. Völlig zu Recht – das Verfahren ist in der Forschung absolut unentbehrlich geworden und findet Anwendung zur Lösung unzähliger Probleme. In einem Bereich jedoch nicht: Mullis hat stets davor gewarnt, seine Methode in der medizinischen Diagnostik überzubewerten. Der Grund dafür: Die Methode sei zu empfindlich und könnte falsch-positive Ergebnisse liefern. Es sei daher immer wichtig, das klinische Bild bei einer Diagnosestellung stets im Vordergrund zu behalten.

Beim Test werden ausgesuchte, kurze Stückchen (Sequenzen) des Erbguts durch die Wiederholung einer chemischen Reaktion vervielfältigt: Die Sequenzen können sowohl von intakten wie von abgebauten Viren stammen. Außerdem können einzelne Sequenzen auch bei anderen Viren oder Bakterien vorkommen. Daher ist es wichtig, mehrere Sequenzen zu analysieren und das Gesamtergebnis zu bewerten.

Bei jeder Runde (Zyklus) findet eine Verdopplung der Sequenzen statt. Stellen wir uns vor, dass wir mit der PCR Geld vervielfältigen – 1 Euro oder 1 Cent – mit dem Traumziel (Glücksschwelle), schlussendlich über 1.000.000 Euro zu verfügen.

Nach wie vielen Runden ist die Schwelle erreicht, wenn wir mit einem Euro starten? Antwort: 20. Und beim 1-Cent-Start? Antwort: 27.

Die Glücksschwelle bei der Geldvermehrung – bei

der PCR-Zyklusschwelle (*cycle threshold (Ct)* genannt) – ist 20 bzw. 27. Das heißt: Je kleiner das Startkapital ist, umso mehr Runden brauche ich, um das Geld zu vermehren – umso höher wird dementsprechend also der Ct-Wert.

Für den Corona-PCR-Test gab es anfangs gar keine Richtwerte für die Beurteilung, bis zu welchem Ct-Wert ein Abstrich als positiv zu bewerten sei. Hierzu wäre es nötig gewesen, den Test zu »eichen« – das bedeutet, die Ct-Werte mit der Zahl von infektiösen Viren in Bezug zu setzen. Zum Vergleich: Ohne Alkohol kann der Atemtest nicht geeicht werden. Ohne Viren kann der PCR-Test nicht geeicht werden.

Kaum bekannt ist die Tatsache, dass das Drosten-Labor nicht über das Virus verfügte, als das Test-Protokoll entwickelt wurde. Eine Obergrenze des Ct-Wertes für die Feststellung von Testpositivität konnte und wurde beim weltweit verwendeten Drosten-Protokoll nie festgelegt. Laut Drosten-Protokoll werden im Test 45 Zyklen gefahren. Jeder positive Test wurde als COVID-19-Fall registriert – das heißt: selbst bei einem maximalen Ct-Wert von 45 – und die entsprechenden weitreichenden Konsequenzen gezogen.

Das Problem bei diesem Test ist, dass er alles finden kann, selbst wenn so gut wie gar nichts da ist, selbst kleinste Virusbruchstücke ohne jegliche Bedeutung. Die Asche eines Menschen kann sich nicht wieder zu einem Menschen zurückverwandeln.

Um das zu vergleichen, denken Sie an ein Hundehaar, das Sie irgendwo finden. Dieses können Sie vermehren, sooft Sie wollen, am Ende kommt trotzdem kein neuer Hund dabei heraus. Trotzdem würde der Staat Sie aufgrund des »eindeutigen Befundes« dazu verdonnern, Hundesteuer zu zahlen.

Entsprechend wurden die Testergebnisse verwendet, um gesunde Menschen in Quarantäne zu schicken. Gerade so, als ob Sie nach dem Pusten ins Röhrchen des Alkoholtestes wegen Trunkenheit am Steuer den Führerschein verlieren würden, auch wenn Sie nur einen Schluck Apfelsaft (Alkoholgehalt bis zu 0,38 %) getrunken hätten.

Erst gegen Ende April 2020 erschien eine wissenschaftliche Arbeit, die vernünftige Richtwerte lieferte. Daraus ging hervor, dass Tests mit Ct-Werten über 33 bis 34 im Prinzip als negativ zu werten seien.[4]

Diese Tatsache wird bis zum heutigen Tag in Deutschland und anderen Ländern nicht beachtet. Täglich werden die Zahlen von »Neuinfizierten« verkündet. Dabei handelt es sich nur um Testergebnisse, die keine Infektion nachweisen können.

Infektion ist nicht gleichzusetzen mit Infektionskrankheit

Die Infektion einer Zelle muss nicht zwangsläufig Erkrankung bedeuten. Viele Herpesviren befallen zum Beispiel Menschen und hausen in ihnen, obwohl diese gar nichts davon merken. Die Autoren gehören wie fast hundert Prozent der Weltbevölkerung dazu.

Eine Störung des Gesundheitszustandes kann grundsätzlich über zwei Wege zustandekommen:

1. aufgrund einer virusbedingten Störung der Zellfunktion und/oder
2. aufgrund einer Störung der Zellfunktion durch Immunreaktion gegen das Virus.

Das einfachste Beispiel für die virusbedingte Störung der Zellfunktion ist der Zelltod. Dieser tritt zum Beispiel regelmäßig im Gefolge einer starken Vermehrung von Grippeviren in infizierten Zellen auf. Der Befall der Bronchien und der Lunge durch Grippeviren führt daher regelmäßig zur Erkrankung. Wohlgemerkt: Der Begriff »Grippe« sollte nicht mit einem »grippalen Infekt« (»Erkältung«), den sehr viele kennen, verwechselt werden. Die Grippe ist die Erkrankung durch Influenzaviren, die einer völlig anderen Familie angehören als Corona- oder Schnupfenviren. Die »echte« Grippe *(Influenza)* ist immer eine ernste, schwere Erkrankung, die durch hohes Fieber, Schüttelfrost, Glieder- und Gelenkschmerzen und Lungenentzündung gekennzeichnet ist.

Im Gegensatz zu den Grippeviren bedingt die Vermehrung von Coronaviren nicht zwangsläufig den Tod der Wirtszellen. Infektionen können deswegen ohne oder mit nur leichten Symptomen ablaufen. Schwere Verläufe werden in erster Linie bedingt durch die Reaktion des Immunsystems auf den Virusbefall der Zellen. Wie uns die Altmeister der Medizin gelehrt haben, kommt es zur Entzündung mit den klassischen Zeichen *calor* (lat.: erhöhte Temperatur), *rubor* (lat. Rötung, durch erhöhten Blutzufluss), *dolor* (lat. Schmerz) und *functio laese* (lat. Funktionsstörung).

Durch den erhöhten Blutzufluss werden Immunzellen (weiße Blutzellen) und Abwehrstoffe zum Ort des Geschehens gebracht. Zu den weißen Blutzellen gehören in erster Linie die Fresszellen (Phagozyten) und die Lymphozyten. Letztere umfassen zwei Hauptgruppen: die B-Lymphozyten und die T-Lymphozyten. Eine Hauptaufgabe von Fresszellen ist die Aufnahme von Fremdpartikeln. Bakterien werden gefressen und vernichtet. T-Lymphozyten hingegen übernehmen beim Schutz gegen Viren die dominante Rolle. Killer-T-Lymphozyten spüren virusinfizierte Zellen auf und zerstören sie. Damit kommt es zum Abbruch der Virusvermehrung und zum Stillstand der Infektion.

Im Gefolge kommt es zur Erneuerung der geschädigten Zellen (Heilung). Der Mensch gesundet, Fieber und Krankheitsbeschwerden gehen zurück, der Virusangriff ist abgewehrt, weil die Virusfabriken nach und nach zerstört werden und die Zahl der Viren entsprechend sinkt. Es ist dabei wichtig, sich klarzumachen, dass es so etwas wie die »Infektionsdosis« gibt. Das heißt, nicht ein einzelnes Virus wird den Menschen infizieren und krank machen können, dafür muss – je nach Erreger – eine kritische Menge bzw. Anzahl vorhanden sein. Mit einem Cent können Sie kein Brötchen kaufen. Ist die Grenze unterschritten, kommt die Infektion – das Eindringen und die Vermehrung eines Erregers – zum Stillstand. Diese einfache Tatsache gehört in der Infektionskunde zum Grundwissen, das heute allgemein vergessen wird.

Krank sein oder nicht krank sein
– das ist hier die Frage

Die Frage, ob eine Infektion der Atemwege mit einem Virus regelhaft zur Erkrankung führt, rückt nun in den Mittelpunkt des Interesses. Bei der Grippe (Influenza) lässt sich die Frage grundsätzlich bejahen. Das kommt daher, dass bei ernst verlaufenden Infektionen die Viren vorwiegend Zellen der Atemwege unterhalb des Kehlkopfes befallen (Bronchien und Lunge). Es kommt dann zum Untergang dieser Zellen.

Gibt es wissenschaftliche Belege für diese Aussage?

Ja! Bei symptomfreien Menschen wird das Virus in Nasen- und Rachenabstrichen praktisch nie gefunden. Im Einklang damit steht, dass symptomfreie Menschen andere nicht anstecken.[5]

Bei Coronaviren ist die Lage in verschiedener Hinsicht anders.

Diese Viren befallen gerne den Nasen-Rachenraum. Solche Infektionen verlaufen in der Regel symptomarm – Schnupfen vielleicht ja, Fieber und Husten nein. Erst wenn die Viren die tieferen Atemwege erreichen, treten deutliche Krankheitssymptome zutage. Gelangen die Viren in die Bronchien, entstehen Husten und manchmal Fieber. Geraten sie in die Lunge, kann es zur Lungenentzündung mit entsprechend schweren Symptomen kommen.

Es ist lange bekannt, dass Coronaviren die oberen Atemwege infizieren können, ohne Krankheitssymptome auszulösen: In einer Feldstudie wurden fünf gewöhnliche Virusvarianten im Rachenraum von zwei Gruppen von Kindern gesucht. Eine Gruppe hatte Erkältungssymptome – die andere gar keine Krankheitserscheinungen. Ergebnis: Die Viren wurden generell häufiger bei den symptomatischen Kindern gefunden, bei den gesunden wurden sie jedoch auch gelegentlich nachgewiesen. Eine Coronavirus-Variante kam bei beiden Gruppen sogar gleich häufig und mit gleicher Last vor.[6]

In anderen Studien wurden Coronaviren bei 0,5 % der völlig gesunden Probanden nachgewiesen.[7]

Wichtige Schlussfolgerungen ergeben sich hieraus. Coronaviren können asymptomatische Infektionen verursachen. Für eine gewisse Zeit werden Menschen die Viren beherbergen und ihre Vermehrung zulassen. In dieser Zeit kann es womöglich geschehen, dass die Viren vom Nasen-Rachenraum in die tieferen Atemwege gelangen und dann Symptome verursachen.

Dieses Prinzip der »Selbstansteckung« ist bei Bakterien sehr wohl bekannt. Pneumokokken kommen auf der Rachenschleimhaut gesunder Menschen verbreitet vor. Nur wenn sie in Bronchien und Lunge geraten, werden sie gefährlich und verursachen schwere Lungenentzündungen, die bei älteren Menschen immer wieder tödlich verlaufen.

Warum ist es wichtig, sich gerade in den kühlen und kalten Monaten warm anzuziehen? Bei unterkühlten, zitternden Menschen kommt es relativ häufig dazu, dass der Schluckreflex nicht perfekt funktioniert: Kleinste Mengen an Flüssigkeit aus dem Rachenraum gelangen in die Bronchien und Lungen. Man kann sich

»er-*kälten*« – im wörtlichen Sinne! Oder sich gar eine Lungenentzündung holen.

Wir fassen zusammen: Coronaviren sind gerade deswegen weltweit so verbreitet, weil sie ihre Wirte in der Regel *nicht* schwer krank machen.[8] In einem Versuch, bei dem Freiwilligen eines der »alten« Coronaviren verabreicht wurde, entwickelte die Hälfte der Probanden Symptome einer klassischen Erkältung vergleichbar einer Infektion mit Schnupfenviren – die anderen hatten gar keine Symptome.

Es besteht eine insgesamt friedliche Koexistenz. Hieraus folgt, dass es sinnfrei ist, bei symptomlosen Menschen nach ihnen zu suchen, geschweige denn bei einem positiven Nachweis irgendwelche Konsequenzen zu ziehen, wenn die Ct-Werte nicht berücksichtigt werden.

Wie steht es mit dem »neuen« Coronavirus SARS-CoV-2? Mit Sicherheit sehr ähnlich! Denn der Rezeptor für das Virus – das »ACE-2« – ist in allen Geweben weit verbreitet und sitzt auch auf den Zellen der Nasen-Rachenschleimhaut. Wird das Virus eingeatmet, wird es zwangsläufig im Nasen-Rachenraum aufgehalten. Dort vermehrt sich das Virus unbemerkt. Die Zellen des Nasen-Rachenraums erneuern sich ständig. Die Infektion bleibt ohne Folge und ist selbstbegrenzt. Dafür ist das Eingreifen des Immunsystems nicht nötig. Kein Fieber, keine Mobilisierung von Immunzellen, keine Entzündung. Die Infektion läuft ohne Folgen ab, solange die Viren nicht in die tieferen Atemwege – Bronchien und Lunge – gelangen.

Eine Besonderheit zeichnet SARS-CoV-2 allerdings aus: Das Virus kann Nervenzellen im Nasen-Rachenraum befallen. Der Befall des Riechorgans ist wissenschaftlich eindrücklich belegt und erklärt den Verlust des Geruchssinnes bei COVID-19-Patienten.[9]

Sollte sich Ähnliches bei anderen Nerven im Mundraum abspielen, könnte dies durchaus den Geschmacksverlust begründen, der sehr häufig beklagt wird. Die positive Seite der Entdeckung: Geruchs- und Geschmackssinn kehren nach überstandener Infektion zurück, auch wenn es manchmal etwas dauert. Und der Nervenbefall bleibt relativ begrenzt.

Es ist inzwischen klar, dass die Mehrzahl von Menschen, die mit SARS-CoV-2 infiziert werden, keine oder wenige Krankheitssymptome bekommen. Nur relativ selten kommt es zur schweren Erkrankung und zur lebensbedrohlichen Lungenentzündung, die als COVID-19 bezeichnet wird. Dieses geschieht vorwiegend bei älteren, gesundheitlich vorbelasteten Personen mit Herz- und Lungenkrankheiten, Übergewicht, Diabetes, Hochdruck und Demenz. Laut amerikanischer Gesundheitsbehörde CDC hatten in den USA nur sechs Prozent der »COVID-19-Opfer« keine Vorerkrankungen.[10] In Deutschland war es nur ca. ein Prozent.[11]

Für ältere Menschen mit ernsten Vorerkrankungen besteht allerdings Lebensgefahr – nicht nur bei SARS-CoV-2, sondern bei allen Erregern von Atemwegsinfektionen. Dazu gehören u. a. herkömmliche Corona- und Grippeviren sowie Bakterien wie die Pneumokokken. Selbst die weithin als harmlos geltenden Schnupfenviren (Rhinoviren) können für tödliche Lungenentzündung verantwortlich sein. Sie sorgen bei älteren Menschen womöglich sogar für mehr Todesopfer als Grippeviren.[12]

Jedes Jahr versterben in Deutschland circa 100.000 Menschen an Atemwegsinfektionen. Laut offizieller Statistik des Robert Koch-Institutes sind im Jahr 2020 knapp 40.000 Menschen in Deutschland an oder mit COVID-19 verstorben. Das klingt nach viel – und macht betroffen, umso mehr, wenn man eigene Angehörige oder Freunde unter den Verstorbenen hat.

Tatsache ist jedoch, dass die Zahl wegen falscher Zuordnung (zu hohe Ct-Werte) und Änderung der Definition »Todesursache« sehr deutlich nach unten korrigiert werden müsste. Heute wird jeder, der an der echten Grippe oder der bakteriellen Lungenentzündung (durch Pneumokokken) verstorben ist oder seinem Krebsleiden erlegen ist, als »Corona-Toter« registriert, wenn der PCR-Test positiv anschlägt – auch bei einem Ct-Wert von weit über 30, der klar aussagt, dass COVID-19 *nicht* die Ursache war! Dann wird jedem klar, dass die Angst vor SARS-CoV-2 völlig übertrieben und durch nichts zu begründen ist.

Die Chronik einer Krise

Seit mehr als einem Jahr scheint die gesamt Welt nur noch ein Thema zu kennen: Corona. Es hat unseren Alltag übernommen, die Gesellschaft gespalten und scheint auch die Zukunft noch einige Zeit bestimmen zu wollen. Wie ist das geschehen?

Wie kam es zur Pandemie?

Wie wohl inzwischen weit bekannt, hat die Weltgesundheitsorganisation WHO im Jahre 2009 die Definition einer »Pandemie« ohne triftigen Grund geändert. Vor der neuen Definition war auf den WHO-Internetseiten die Erklärung zu finden, dass eine Pandemie mit einer enorm hohen Zahl von Todes- und Erkrankungsfällen einhergeht.[13] Eine Vorstellung, die selbst für Laien irgendwie einleuchtend erscheint.

Doch seit der neuen Definition gilt: »Eine Pandemie ist die weltweite Ausbreitung einer neuen Krankheit.« Es spielt keine Rolle, ob es sich um eine neue Art von Schnupfen handelt oder um eine Erkrankung, die weite Teile der Menschheit dahinrafft.

Aufgrund des veränderten »Fanghändchens« (Spike/ Stachel-Eiweiß) wurde SARS-CoV-2 als neues Virus aus der Taufe gehoben. Die durch das Virus verursachte Lungenentzündung erhielt – wieder aus nicht existenten Gründen – einen eigenen Namen: »COVID-19«, und war damit eine neue Krankheit. Die Kunde konnte verbreitet werden, dass Menschen gegen das Virus keine Immunität besaßen und dass das Virus – weil völlig neu – über noch unbekannte, tückische Eigenschaften verfügte.

Das Szenario für die Ausrufung einer Pandemie war perfekt.

Ende Januar 2020 wird in Deutschland der erste Fall bekannt. Am 11. März ruft die WHO die Pandemie aus. Die »Infektionszahlen« steigen weltweit, am 18. März verkündet Bundeskanzlerin Merkel in einer Fernsehansprache, dass wir vor einer historischen Aufgabe stehen. »Unsere Vorstellung von Normalität, von öffentlichem Leben, von sozialem Miteinander – all das wird auf die Probe gestellt werden wie nie zuvor.«[14]

Eine geradezu vorherseherische Ansage.

Der erste Lockdown

Deutschland geht am 23. März in den ersten Lockdown. Jetzt heißt es, Homeoffice und Kinderbetreuung unter einen Hut zu bekommen, es gibt Kontaktbeschränkungen etc. – denn es gilt das Motto: »Flatten the Curve«. Die große Sorge: Das Gesundheitssystem könnte zusammenbrechen unter einer Flut an COVID-19-Patienten. Das Ziel wird verkündet: Der alles entscheidende R-Wert muss unter 1 sein! Nun gut, zum Zeitpunkt des Lockdowns war dieser bereits unter 1, aber egal.[15]

Am 25. März 2020 stellt der Bundestag eine »epidemische Lage von nationaler Tragweite« fest. Auf welchen wissenschaftlichen Kriterien basiert diese Feststellung und wie ist definiert, wann diese Lage wieder aufgehoben wird? Dazu findet man in der Ausarbeitung (WD 3 – 3000 – 141/20) den folgenden Text: »Außer dem Beschluss müssen keine weiteren Voraussetzungen erfüllt werden, um eine epidemische Lage annehmen zu können«, und: »Der Deutsche Bundestag ist mithin frei, eigene Kriterien für die Ausrufung der epidemischen Lage zugrunde zu legen. (...) Der Beschluss des Bundestages ist also maßgebend, unabhängig davon, ob tatsächlich eine epidemische Lage angenommen werden kann.«[16] »Eigene Kriterien«, die nicht weiter definiert werden – unabhängig davon, ob tatsächlich ein Notstand herrscht? Ein Schelm, der da Tür und Tor für Willkürentscheidungen geöffnet sieht. Damit ebendieses ausgeschlossen ist, würde ein gutgläubiger Normalsterblicher erwarten, dass Bundestag und Bundesregierung sich professionell beraten lassen. Gerade wenn es um so einschneidende Entscheidungen wie um einen Lockdown und die Beschneidung der Grundrechte geht, müssten doch vorher die möglichen wirtschaftlichen und gesellschaftlichen Risiken gegenüber dem angenommenen Nutzen sorgfältig abgewogen worden sein? Die Antworten auf eine entsprechende Anfrage einer Gruppe von fünf renommierten Professoren war bezeichnend: Nein, es gab keine Abwägung und kein fachübergreifendes Expertenteam. Es gab nur die Situationsberichte des Robert Koch-Instituts (RKI).

Aber hat sich denn kein Einziger mit der Abwägung von Risiko und Nutzen beschäftigt? Doch, Stephan Kohn, Referent im Innenministerium, der auf eigene Verantwortung ein Gutachten über mögliche Kollateralschäden zusammenstellte. Er wurde von Bundesinnenminister Seehofer schleunigst beurlaubt. Eine derartige Betrachtung war nicht erwünscht.[17]

Ab Ende April gilt zum Abstandhalten die Maskenpflicht – aha, oder genauer: AHA (Abstand-Hygiene-Alltagsmasken). Dafür dürfen Anfang Mai vielerorts Museen, Bibliotheken und Zoos wieder öffnen, teils auch Spiel- und Sportplätze. Anfang Juli gehen die Kindergärten und Krippen wieder in den Regelbetrieb. Weiter geht's – mit angezogener Handbremse.

Im Rahmen eines Koalitionsausschusses wird Anfang Juni ein Konjunkturpaket beschlossen. Unter Punkt 53 liest man: »Die Corona-Pandemie endet, wenn ein *Impfstoff* für die Bevölkerung zur Verfügung steht.«[18] Das ist überraschend, nicht nur weil das Wort »Impfstoff« dick gedruckt ist. Hat das Ende einer Pandemie nicht etwas mit der Ausbreitung von Infektionserregern bzw. der entsprechenden Erkrankung zu tun? Selbstverständlich kann eine Impfung dabei theoretisch eine Rolle spielen, aber sie kann auch komplett scheitern wie bei SARS oder MERS – und dann leben wir für immer in einer Corona-Pandemie? Oder bis ein

Impfstoff offiziell zugelassen wird, egal ob er wirksam und sicher bzw. unsicher ist?

Die Schrecken der Pandemie bleiben aus

Die Jahrhundertpandemie verläuft viel harmloser als in allen Schreckensmeldungen verkündet. Glücklicherweise gibt es keine der vielprognostizierten »Leichenberge« auf den Straßen. Weit und breit gibt es keine Anzeichen einer möglichen Überlastung des Gesundheitssystems, im Gegenteil. In den Monaten März bis Mai 2020 haben in Deutschland gut 1200 Krankenhäuser und knapp 48.300 Arzt- oder Zahnarztpraxen Kurzarbeit für insgesamt rund 410.000 Beschäftigte angemeldet.[19] Auch in Ländern wie in Österreich oder der Schweiz sind die Probleme ähnlich. Die Betten stehen leer, die Corona-Patienten bleiben aus und klassische Behandlungen sind verschoben.[20]

Mitte Juni 2020 erklärt Gesundheitsminister Jens Spahn im »Nach-Bericht aus Berlin«, warum er im Sommer keine millionenfachen Corona-Tests will. Es geht dabei um die »Prävalenz« – also darum, wie häufig Krankheitserreger/Erkrankungen zu einem bestimmten Zeitpunkt vorkommen. Kommt etwas selten vor, steigen die Fehler beim Nachweis.

Spahn erklärt es so: »Wir müssen jetzt aufpassen, dass wir nicht nachher durch zu umfangreiches Testen – da muss man erst mal um zwei Ecken denken –

zu viele Falsch-Positive haben. Weil die Tests ja nicht 100 Prozent genau sind, sondern auch eine kleine, aber auch eine Fehlerquote haben. Und wenn insgesamt das Infektionsgeschehen immer weiter runtergeht und Sie gleichzeitig das Testen auf Millionen ausweiten, dann haben Sie auf einmal viel mehr Falsch-Positive als tatsächlich Positive.«[21]

Gesagt, getan. In den nächsten Wochen werden die Tests von ca. 400.000 pro Woche auf über eine Million pro Woche erhöht (Daten aus RKI-Situationsberichten).

Anzahl der wöchentlichen Tests in Deutschland

Quelle: Daten aus RKI-Situationsberichten

Was dann passiert, hat nicht nur Gesundheitsminister Spahn voll verstanden, sondern wurde auch schon 2014 vom Virologen Drosten in der »WirtschaftsWoche« gut erklärt. Er sagte in Bezug auf den PCR-Nachweis des SARS-CoV-2-Halbbruders MERS: »Die Methode ist so empfindlich, dass sie ein einzelnes Erbmolekül dieses Virus nachweisen kann. Wenn ein solcher Erreger zum Beispiel zufällig bei einer Krankenschwester mal eben einen Tag lang über die Nasenschleimhaut huscht, ohne dass sie erkrankt oder sonst irgendetwas davon bemerkt, dann ist sie plötzlich ein MERS-Fall. Wo zuvor Todkranke gemeldet wurden, sind nun plötzlich milde Fälle und Menschen, die eigentlich kerngesund sind, in der Meldestatistik enthalten.«

Das stimmt! Nur: Bei SARS-CoV-2 ist es eben nicht anders. So hatten wir in den Sommermonaten Tausende gesunde Menschen, die völlig sinnlos in Quarantäne geschickt wurden. Zu einer Zeit, in der die Coronaviren bekanntermaßen kaum da sind.[22]

Ab Mitte Mai 2020 verabschiedeten sich auch die SARS-CoV-2-Viren in die Sommerpause. Dieses konnte man zum einen an den »Sentinel-Proben« erkennen. Diese werden von Referenz-Arztpraxen regelmäßig eingeschickt, wenn Patienten mit Atemwegsinfektionen vorstellig werden. In diesen Proben wurden über die Sommermonate keine SARS-CoV-2-Viren gefunden.

Dieses konnte man auch daran sehen, dass trotz der massiven Erhöhung der Testzahlen nicht mehr Menschen positiv geworden sind. Der Anteil an positiven Testergebnissen lag in den Kalenderwochen 20 bis 40 unter zwei Prozent (Daten RKI-Situationsberichte).

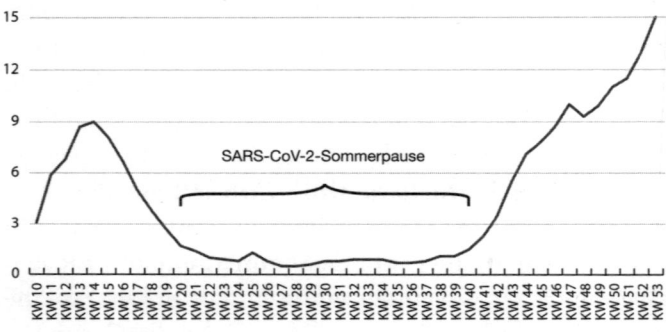

Anzahl positiver Tests (%) in Deutschland pro Woche

SARS-CoV-2-Sommerpause

Quelle: Daten RKI-Situationsberichte

Wie hoch ist denn die Wahrscheinlichkeit, dass ein RT-PCR-Test SARS-CoV-2-Viren erkennt, obwohl diese gar nicht da sind? »Faktenchecker« verweisen bei der Frage auf die Herstellerangaben: Der Test ist zu 100 Prozent verlässlich. Das ist so, als würden Sie einen Gebrauchtwagen kaufen wollen und den Autohändler nach versteckten Mängeln fragen. Eine wirklich zuverlässige Auskunft bekommt man nur, wenn man einen externen Prüfer einschaltet.

Nicht anders verläuft dies beim RT-PCR-Test. Eine solche »externe Qualitätskontrolle« hat ergeben, dass die Fehlerquote bei ca. 0,5 bis 2 Prozent liegt – in Standardlaboren.[23] Solange dieser Prozentsatz nicht überschritten ist, kann man ziemlich sicher davon ausgehen, dass man sich im Hintergrundrauschen befindet. Dazu kommen allerdings noch viele andere Faktoren.

Fehler können sich einschleichen, weil im hohen Durchsatz getestet wird, weil auf Autobahnraststätten keine Standardlaborbedingungen eingehalten werden könnten etc. etc. etc.[24]

Die Fata Morgana der »zweiten Welle«

Von den Medien und der Politik wird ein anderes Bild verbreitet. Dank der erhöhten Testzahlen bekommen wir Grafiken serviert, die nach einem Anstieg der Infektionen aussehen (graue Balken), da sie nicht ins Verhältnis gesetzt werden zur erhöhten Testzahl. Der sächsische Ministerpräsident Michael Kretschmer warnt entsprechend bereits Ende Juli, dass wir in einer zweiten Infektionswelle wären.[25] Und Frau Merkel verkündet auf ihrer Sommer-Pressekonferenz Ende August: »Wir werden noch länger mit diesem Virus leben müssen und deshalb ist meine Grundhaltung eine der Wachsamkeit, der Aufmerksamkeit. *Gerade jetzt, da die Infektionszahlen wieder so deutlich über die letzten Wochen gestiegen sind.*«[26]

Die Zahlen werden nicht in Relation zu den vermehrten Testungen gesetzt – und die Bevölkerung erfährt nichts von diesen grundlegenden Fakten. Wären die Zahlen korrekt dargestellt worden, also in Bezug auf die Testanzahl (schwarze Balken: positive Tests pro 100.000 Tests), wäre klar gewesen, dass es keinen Anstieg gab und schon gar keine zweite Welle (Daten RKI Situationsberichte).

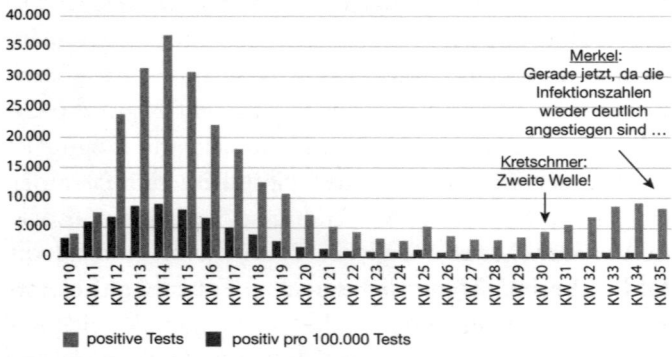

Anzahl der SARS-CoV-2-Testungen in Deutschland

Merkel:
Gerade jetzt, da die
Infektionszahlen
wieder deutlich
angestiegen sind ...

Kretschmer:
Zweite Welle!

■ positive Tests ■ positiv pro 100.000 Tests

Quelle: Daten RKI-Situationsberichte

Doch mantraartig wird uns eingeschärft, die Hygiene-Regeln müssen eingehalten werden. Auch wenn die bösen Viren gar nicht da sind und es kein Infektionsgeschehen gibt und so gut wie keine COVID-19-Patienten? Egal, wie der Präsident des Robert Koch-Instituts, Lothar Wieler, auf einer Pressekonferenz verkündet: »Die müssen also der Standard sein. Die *[Anm.: Regeln]* dürfen nie hinterfragt werden. Das sollten wir einfach so tun.« [27]

Etwas zu hinterfragen scheint sehr ungehörig und dazu in der C-Krise generell unerwünscht zu sein.

Die Rückkehr der Coronaviren

Im Oktober melden sich die Coronaviren wieder zurück, relativ früh in der Saison, aber warum auch nicht. Wenn sie es denn sind. Der PCR-Test schlägt ja auch bei vielen anderen Viren an. Solange nicht auf die Ct-Werte geschaut wird, verwandeln sich alle möglichen Infektionen in Corona-Fälle. Die positiven Testzahlen steigen. Auf zu neuen Maßnahmen. Von einem »Lockdown light« oder »Wellenbrecher«-Lockdown ist die Rede. Diesmal hoffentlich gut überlegt und auf breiter Expertise durchdacht?

Mitte Oktober fungiert Michael Meyer-Hermann als Berater der Bundeskanzlerin Merkel. Er ist Professor am Braunschweiger Helmholtz-Zentrum für Infektionsforschung und studierte Physik, Mathematik und Philosophie.[28] In der Folge gibt es ab Mitte Oktober weitere Einschränkungen, Beschlüsse für Sperrstunden und eine Ausweitung der Maskenpflichten.

Das Ziel, das über allem steht: ein R-Wert unter 1? So wurde es uns doch bis dato erklärt? Nein. Der 7-Tage-R-Wert schwankt den Sommer über mehr oder weniger zwischen 0,8 und 1,2 und war auch im Oktober trotz leichten Anstiegs unter 1,5 geblieben. Wohlgemerkt: Diese Zahlen beruhen auf PCR-Testergebnissen, die mit absoluter Sicherheit weit überhöht sind, weil die Ct-Werte nicht berücksichtigt werden. Damit lässt sich ein neuer Lockdown nie und nimmer rechtfertigen.

Als neues Instrumentarium dient nun ein Inzidenzwert unter 50! Was bedeutet das? Die Anzahl an Infektionen pro 100.000 Einwohnern binnen sieben Tagen darf nicht höher sein als 50.

Doch zwei Wochen später steht fest, was jeder zu diesem Zeitpunkt längst hätte wissen können. Die Maßnahmen hatten keine Auswirkungen. Die Zahl der »Infektionen« steigt und steigt.[29]

Welche verantwortungsbewusste Entscheidung ergibt sich aus der Tatsache, dass die Infektionen allen Maßnahmen zum Trotz weiter steigen, und aus den zunehmenden wissenschaftlichen Veröffentlichungen (siehe Kapitel »Haben die Maßnahmen uns gerettet?«), die sagen, dass scharfe Lockdowns keinen Nutzen haben, aber großen wirtschaftlichen und gesundheitlichen Schaden anrichten?

Ende Oktober werden die Einschränkungen verschärft: Kinos, Museen, Restaurants, Kneipen, Schwimmbäder und Sportstätten mussten schließen. Für das Privatleben verhängte die Politik weitgehende Kontaktbeschränkungen. Seit dem 2. November sind Kneipen und Restaurants dicht, dabei waren diese genauso wenig wie Fitnessstudios oder Friseure Infektionstreiber. Mühevoll umgesetzte Hygienekonzepte sind nichts mehr wert.

Doch auch das reicht der Kanzlerin nicht, sie möchte einen noch härteren Lockdown.

Die Nationale Akademie der Wissenschaften »Leopoldina« liefert ihr die Vorlage am 8. Dezember.[30]

In ihrer »Ad-hoc-Stellungnahme« empfiehlt die Leopoldina weitere Verschärfungen.[31] Es ist eine Mischung aus subjektiven Einschätzungen gänzlich ohne wissenschaftliche Basis, wie Christof Kuhbandner, Inhaber des Lehrstuhls für Pädagogische Psychologie an der Universität Regensburg, erläutert. Mit Befremden stellt er fest, dass hier sämtliche Prinzipien der Wissenschaft mit den Füßen getreten wurden.[32] Auch Michael Esfeld, Professor für Wirtschaftsphilosophie an der Universität Lausanne, erhebt schwere Vorwürfe.[33] Die Bundesregierung hätte völlig kritiklos die Positionierungen und Prognosen der Leopoldina-Gruppe übernommen, die von den Regierungsstellen vorher mehr oder weniger offen »bestellt« worden seien. Hier hätten sich »Wissenschaftler von der Macht verführen lassen und alle wissenschaftlichen Standards und jegliche Verantwortung über Bord« geworfen. Und anschließend verkaufe die Bundesregierung die unwissenschaftlichen Texte wider besseres Wissen als »wissenschaftliche« Aussagen.[34]

Thomas Aigner, Professor für Geowissenschaften an der Universität Tübingen, erklärt seinen Austritt aus der Mainzer Akademie der Wissenschaften aus Protest gegen die Untätigkeit seiner Akademie, die das aus wissenschaftlicher Sicht unhaltbare Leopoldina-Gutachten untätig hinnahm, in einem offenen Brief.[35] Das Gutachten sei »einer ehrlichen Wissenschaft nicht würdig«. Er schreibt: »Ich kann es mit meinem Gewissen nicht vereinbaren, ein Teil dieser Art von Wissenschaft zu sein. Ich möchte einer Wissenschaft dienen, die einer Faktenbasierten Aufrichtigkeit, einer ausgewogenen Transparenz, und einer umfassenden Menschlichkeit verpflichtet ist.« Der Mathematiker Stephan Luckhaus erklärte aus ähnlichen Gründen seinen Rücktritt aus der Leopoldina.[36]

Doch es ändert nichts. Mitte Dezember geht es in den totalen Lockdown. Schulen, Kindergärten und die letzten Bereiche des öffentlichen und privaten Lebens werden zum Winterschlaf verdonnert.

Es gilt ein Ziel zu erreichen, die magische Grenze von 50. Auf welchen wissenschaftlichen Berechnungen beruhte diese Grenze? Auf keinen, sie ist vollkommen willkürlich.

So geht es weiter und weiter. Irgendjemand, den die Kanzlerin sich ausgesucht hat, liefert unabhängig von der Faktenlage immer die passende Begründung, um den politisch gewollten Kurs weiterzufahren. Jemand, der sich kritisch äußert, wird entfernt. So auch der Wirtschaftsethik-Professor Christoph Lütge, inzwischen ehemaliges Mitglied im Bayrischen Ethikrat, weil er es wagte, kritische Töne zu äußern.[37]

Es sind handverlesene »Experten«, die die Regierung beraten.[38] Auf Nachfrage von Boris Reitschuster, der die Fahne für kritischen Journalismus bei den Bundespressekonferenzen hochhält, sagt die Kanzlerin ganz klar, dass es nicht um wissenschaftliche Entscheidungen geht, sondern um politische.[39]

Neue Lockdowns brauchen neue Begründungen

Am 10. Februar trifft die Ministerpräsidentenkonferenz wieder mit Bundeskanzlerin Angela Merkel zusammen. Eine Verlängerung des Lockdowns ist eigentlich durch nichts mehr zu begründen, denn alle Zahlen sind inzwischen im Sinkflug. Die Inzidenz ist von 167 (10. Januar) kontinuierlich auf 68 gesunken. Die gewünschte Glückszahl 50 ist – sogar ohne Ct-Obergrenze – fast erreicht.[40]

Doch wer etwas will, findet Wege, wer etwas nicht will, findet Gründe. Also wird die Inzidenzzahl weiter gesenkt. Der Einzelhandel sowie Museen, Galerien und weitere körpernahe Dienstleistungsbetriebe sollen ab einer Inzidenz von maximal 35 Neuinfektionen pro 100.000 Einwohner wieder öffnen dürfen.

Während die Schweden ihre Skiferien genießen, kommt Deutschland aus dem Lockdown nicht heraus.[41]

Moment, hatte nicht der Ministerpräsident des Saarlandes, Tobias Hans, noch Mitte Dezember im ZDF verkündet: »Wir werden aus diesem Lockdown erst dann rausgehen, wenn wir unter 50 Neuinfektionen in der Woche sind, und darauf können sich die Menschen dann auch einstellen.« Wer sich auf die Aussagen von Politikern verlässt, der ist verlassen. Einigen reicht auch die Zahl 35 nicht, einige hätten sogar gerne 10 als Ziel, auch von »ZeroCovid« oder »Null Covid« ist die Rede. Eine Idee, die von völligem Realitätsverlust zeugt, wie ein Zusammenschluss verschiedener Ärzte feststellt.[42]

Allein aufgrund der falsch-positiven RT-PCR-Ergebnisse ist dieses Ziel sowieso *nie* zu erreichen und würde einzig dazu dienen, uns in einem Dauer-Lockdown zu halten.

Sind die Inzidenzwerte denn überhaupt brauchbar? Was sagt denn Lothar H. Wieler, Leiter des Robert Koch-Instituts (RKI), dazu?[43]

Die Inzidenz sei »eine Kennzahl, aber wir haben ja immer gesagt, dass es auch eine Menge von anderen Kennzahlen gibt, die wir beachten müssen. Und diese Inzidenz ist halt die Zahl, die sich am schnellsten ändert. Das heißt, sie ist eine gute Kennzahl, wo man schnell eskalieren sollte. Wenn man also sieht, die Inzidenz geht hoch, dann muss man schnell reagieren. Wenn man über Deeskalation spricht, also darüber, dass man quasi hier und dort lockern möchte, dann ist die Inzidenzzahl nicht die beste Zahl, sondern da gibt es andere Parameter, die ein bisschen besser geeignet sind!« Warum wird dann genau diese »nicht beste Zahl« von unserer Regierung zum Maßstab genommen – fragt sich ein aufmerksamer Zuhörer.[44]

Der Inzidenzwert ist tatsächlich aus verschiedenen Gründen absolut unbrauchbar. Erstens ist er abhängig von den Testkapazitäten und dem Testwillen der Menschen. Zweitens spiegelt der Wert nicht die Zahl an Neuinfektionen wider. Wenn jemand einen Schnelltest macht und dieser positiv ausfällt, muss die Person hinterher einen RT-PCR-Test machen, der dann vielleicht ebenfalls positiv ist. Nach einigen Tagen kann der überprüft werden. Bekanntermaßen kann der RT-PCR-Test auch noch nach Wochen positiv sein, selbst wenn die Infektion längst vorbei ist. Dann geht von einer einzigen positiven Person schnell mal eine ganze Anzahl an Testergebnisse an das RKI, die dort jeweils als »Neuinfektionen« eingetragen werden, da es keine personelle Zuordnung gibt.

Merke: Falsch-positiv Getestete können zu vielen positiven Eintragungen führen. Dazu kommt natürlich, dass ein positiver RT-PCR-Test eine Infektion nie direkt nachweist. Im Gegenteil: Sogar die WHO hat am 20. 01. 2021 darauf hingewiesen, dass der Ct-Wert stets mit dem klinischen Bild im Einklang stehen muss.[45]

Das hat ungeahnte Bedeutung! Denn Ct-Werte unter 30 kommen bei gesunden Menschen praktisch nicht vor. Ct-Werte über 35 sagen klar aus, dass die getesteten Personen *nicht* infektiös sind. Die Weiterführung der Tests an gesunden Menschen ist somit sinnlos, die Umsetzung von Zwangsmaßnahmen aufgrund solcher Tests verfassungswidrig, weil laut Gesetz die Sondermaßnahmen im Infektionsschutzgesetz nur dann zur Anwendung kommen dürfen, wenn die kritische Zahl von *Neuinfektionen* überschritten wird. Positive PCR-Tests mit hohen Ct-Werten dürfen aber nicht mit Neuinfektionen gleichgesetzt werden.

Noch schlimmer ist es mit den Schnelltests. Sie sind gänzlich ungeprüft und lassen keine Zusage über Infektiosität zu, außerdem liefern sie noch viel öfter falsche Ergebnisse als die fehlerhafte RT-PCR.[46]

Das RKI erklärt in einer Infografik die Bedeutung eines positiven Schnelltests. Sind wir in der Coronavirus-Saison (Prävalenz hoch), ist dieses Ergebnis bei 20 Prozent der Tests falsch. Sind wir in der Nebensaison (Prävalenz niedrig), ist das Ergebnis bei *98 Prozent* der Tests falsch. Trotzdem müssten diese völlig gesunden 98 Prozent bis zur Bestätigung der Testergebnisse in Quarantäne.[47]

Macht das überhaupt einen Sinn? Was man damit erreicht, ist, dass »Infektionszahlen« künstlich nach oben getrieben werden, die gar keine Infektionszahlen sind und die Inzidenzwerte steigen lassen. Dass Schnelltests keinen Sinn machen, meint auch der Virologe Drosten: »›Das sei ohne Nachdenken, einfach gesunde Leute zu testen. Mal gucken, wer positiv ist. Und die unerkannt Positiven, die will man dann rausfinden. Das Problem an der Sache ist: Wenn man erstmal so eine Testung macht, dann wird man relativ viele Leute zu Unrecht in Isolierung bringen. Nämlich die falsch Positiven‹, so Drosten.«[48] Anmerkung dazu: Das gilt allerdings für den RT-PCR-Test genauso.

Obwohl das allseits bekannt ist, führt Tübingen die Schnelltest-Pflicht ein. Die Schnelltest-Pflicht gilt für alle Menschen, die aus auswärtigen Kreisen mit einer Sieben-Tage-Inzidenz von mehr als 50 nach Tübingen kommen. Kein Einkaufen, kein Museumsbesuch ohne vorherigen Test.[49] In Sachsen dürfen Schüler und Lehrer nicht mehr ohne negativen Test die Schule betreten. Andere Bundesländer folgen.

Kein Zurück in die Normalität

Zwischenzeitlich treffen sich die Staats- und Regierungschefs der G7 – online natürlich. Selbstverständlich geht es auch um das Thema Impfungen. Nachdem Angela Merkel schon Anfang Februar auf die Frage, wie das sei, wenn man sich nicht impfen lassen möchte, verkündet hat: »Dann muss man vielleicht Unterschiede machen und sagen: Wer das nicht möchte, der kann bestimmte Dinge vielleicht nicht machen«, wiederholt sie bei der Videokonferenz am 19. Februar eine altbekannte Botschaft: »Die Pandemie ist erst besiegt, wenn alle Menschen auf der Welt geimpft sind.«[50]

Schließlich darf sich die Bevölkerung freuen: Die Friseure dürfen zum 1. März wieder aufmachen! Schön für sie, aber warum gerade die Frisöre und nicht auch andere Geschäfte? Ist das Infektionsrisiko in anderen Bereichen größer? Nein, sagt das RKI, das sei bei Frisören: niedrig bis hoch; bei Hotels: niedrig; bei Theater und Museen: niedrig bis moderat, bei der Gastronomie: moderat. Ist da die Entscheidung nachvollziehbar?

Die Angaben sind Teil einer Übersicht im erarbeiteten »ControlCOVID«-Strategie-Papier. Das RKI sieht hier einen Vier-Stufen-Plan vor, von einer Rückkehr zur Normalität ist auch auf der niedrigsten Stufe (Inzidenz unter 10) *keine* Rede.[51]

Der Merkel-Stufenplan hat sogar fünf Stufen. Ein »verstörendes Dokument der Zeitgeschichte«, titelt die »Welt«. Der Plan sei unpraktikabel und nicht sachgerecht. Schlimmstenfalls ließe er sich als Zeugnis der Entfremdung von Wahlvolk und politischer Führung deuten.[52]

Aber immerhin, endlich raus aus dem Lockdown?! Wenn da mal nicht die dritte, vierte oder fünfte Welle oder eine neue Mutation dazwischenkommt. Außerdem dürfen wir das Erreichte auch nicht gefährden. Kommen wir überhaupt irgendwann zurück zur alten Normalität, fragen sich viele besorgte Menschen? Beunruhigend finden einige, dass offensichtlich die Regierungsparteien im Bundestag per Gesetz den Zustand einer »epidemischen Lage von nationaler Tragweite« auf unbestimmte Zeit erklären wollen.[53] Die Ministerpräsidenten wären dann ermächtigt, nach Belieben den Lockdown zu verlängern oder immer wieder neu zu verhängen.

Eine wissenschaftliche Begründung dafür liefern CDU und SPD nicht. Im Gesetzentwurf ist lediglich festgeschrieben, dass die Leopoldina bis zum 31. Dezember 2021 eine Untersuchung (»Evaluation«) erarbeiten soll, ob noch eine »epidemische Lage von nationaler Tragweite« bestehe. Diese Untersuchung soll dem Bundestag bis zum 31. März 2022 vorgelegt werden.[54]

Soll der Lockdown etwa noch ein Jahr verlängert werden, obwohl es aus wissenschaftlicher Sicht nicht einen Grund dafür gibt? Selbst das RKI kommt in einem Bericht im Deutschen Ärzteblatt im Februar 2021 zu dem Ergebnis, dass durch Corona nicht mehr Menschen gestorben sind als in den Vorjahren durch schwere Grippewellen.[55]

Apropos Welle, die nächste Corona-Welle wird von der Kanzlerin bereits Ende Februar verkündet.[56] Und wie immer springt das RKI unterstützend hinterher.[57]

Aus unserer Sicht setzt die deutsche Regierung auf rein politische Entscheidungen, die pseudowissenschaftlich begründet werden. Unter vollständiger Ignoranz der Faktenlage geht es einen Babyschritt nach vorn und zwei zurück. Währenddessen kehren die Menschen in anderen Ländern schon längst wieder zur Normalität zurück. In den USA beenden zahlreiche Staaten wie Texas oder Mississippi die Lockdown-Maßnahmen.

Was passiert mit den Infektionszahlen oder »Corona-Todesfällen«, explodieren diese in den folgenden Wochen? Nein, ganz im Gegenteil, sie sinken.[58]

Anfang März haben bereits 16 US-Bundesstaaten die landesweite Maskenpflicht aufgehoben,[59] während Deutschland verschärft und verschärft und verschärft.

Notstand in den Krankenhäusern?

Immer wieder wird die mögliche Überlastung der Krankenhäuser als Grund für Lockdown-Maßnahmen angeführt. Dabei muss man sich eins klarmachen: Krankenhäuser können es sich nicht leisten, unzählige Betten für den Fall einer möglichen Pandemie/Epidemie frei und einsatzbereit zu halten. Jedes Jahr, in dem wir eine schwere Grippewelle hatten, kam es zu lokalen Engpässen und Aufnahmestopps.[60]

Das war und ist auch woanders nicht anders. Über die letzten Jahre gab es immer die gleichen Schlagzeilen in der Grippe-Saison: Operationen mussten verschoben werden und Patienten auf den Gängen behandelt werden.[61]

Trotzdem ist das Gesundheitssystem in Ländern wie Deutschland, Österreich oder der Schweiz sehr gut aufgestellt und in den letzten Jahrzehnten trotz schwerer Grippeepidemien entsprechend auch nie kollabiert. Bestand die Gefahr in der Jahrhundertpandemie 2020?

Nein, das zeigte zu jeder Zeit ein Blick auf das DIVI-Register[62] (DIVI = Deutsche interdisziplinäre Vereinigung für Intensiv- und Notfallmedizin). Es gab, wie sonst auch in den Wintermonaten, lokale Engpässe. In

Deutschland war insbesondere Sachsen von diesen betroffen.

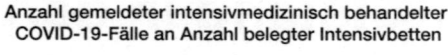

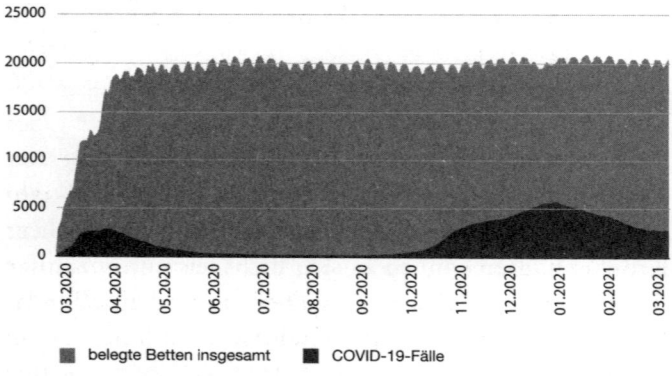

Quelle: DIVI-Register

Die DIVI-Daten zeigen, dass es 2020 zwei Peaks gab an COVID-19-Patienten auf Intensivstationen, Mitte April mit ca. 3000 »Fällen« und ein Peak Ende des Jahres mit fast 6000 »Fällen« (dunkle Kurven unten). Dabei änderte sich die Anzahl an belegten Intensivbetten zu keiner Zeit (heller Bereich).

Schnell heißt es, die Gesamtzahl an belegten Intensivbetten hätte sich nicht verändert, weil so viele Operationen verschoben worden sind. Tatsächlich sind Operationen verschoben worden, die nicht zwingend sofort notwendig waren, Augenoperationen (Grauer Star), Entfernung von Mandeln, Gelenkprothesen-Operationen.[63]

In erster Linie also Eingriffe, bei denen die Patienten gar nicht auf der Intensivstation gelandet wären, also insgesamt wenig plausibel. Sind etwa weniger Menschen an Herzinfarkten oder Schlaganfällen erkrankt? Wohl kaum. Sind diese Notfälle, wenn sie denn vor der Tür standen, etwa nicht behandelt worden? Wohl kaum. Hätten dann aber nicht die Tausenden COVID-19-Fälle auf den Intensivstationen zu den anderen zumindest ansatzweise »on top« kommen müssen? Oder waren das Patienten mit einem positiven RT-PCR-Test, die wegen ihrem Herzinfarkt oder anderen Gründen sowieso auf der Intensivstation waren? Teilweise auf jeden Fall. Denn Tatsache ist, dass jeder Patient, der von einem Krankenhaus aufgenommen wird, auf Corona getestet wird. Egal ob eine Frau zur Entbindung kommt oder ein Unfallopfer zur Not-OP eingeliefert wird. Ist der Test positiv, werden diese Menschen als Corona-Patienten geführt. Laut einem Bericht der Zeitung »DIE ZEIT« sind nach Aussage der Krankenhäuser 20 bis 30 Prozent der COVID-19 Patienten keine COVID-19-Patienten.[64]

Hinzu müssten all diejenigen Fälle kommen, die aufgrund von zu hohen Ct-Werten fälschlicherweise als COVID-19-Fälle registriert wurden.

Tatsache ist, deutschlandweit gab es zu jeder Zeit zahlreiche freie Intensivbetten, ca. 10.000 waren und sind als Notfallreserve eingerichtet. Interessant ist jedoch, dass seit August 2020 die Gesamtzahl an belegbaren Intensivbetten immer weiter runtergefahren wurde, so dass Ende des Jahres ca. 4000 Betten weniger zur Verfügung standen (mittelgrauer Bereich in der

Mitte). Warum? In der Regel geht es immer um Geld. Und es geht vor allem um Personal. Wir hatten nie ein Bettenproblem in Deutschland, wohl haben wir aber ein Personalproblem. Jedoch nicht ein Corona-bedingtes, sondern ein Grundsätzliches. Wir brauchen Pflegekräfte, und zwar nicht nur gut ausgebildete, sondern auch gut bezahlte.[65]

Das sind Dinge, über die man reden sollte, nicht über die Neuanschaffung von Beatmungsgeräten, deren zu früher Einsatz wahrscheinlich bei vielen Corona-Patienten sogar kontraproduktiv war.[66]

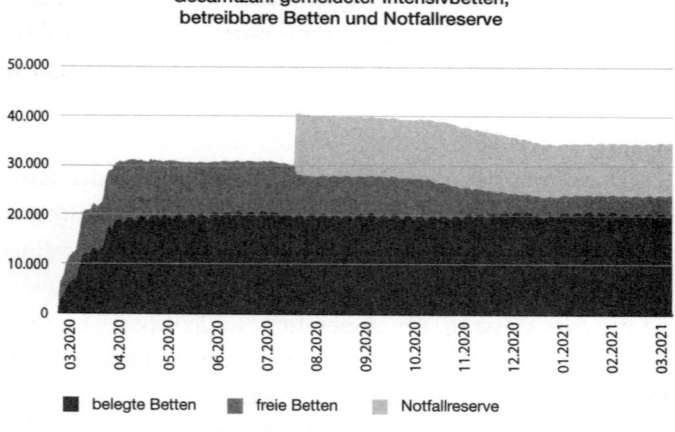

Quelle: DIVI-Register

Insgesamt würde man aber doch denken, dass 2020 mehr Menschen mit schweren Atemwegsinfektionen in den Kliniken lagen. Nicht einmal das ist der Fall, wenn man die Zahlen der Initiative Qualitätsmedizin (IQM) zugrunde legt.[67]

In die Auswertungen flossen Zahlen von 431 Kliniken ein, also fast ein Viertel aller Krankenhäuser in Deutschland. Der Vergleich mit 2019 zeigt, dass 2020 in diesen Kliniken fast eine Million Menschen weniger behandelt wurde, weniger Menschen auf Intensivstationen lagen, weniger Menschen mit schweren Atemwegsinfektionen behandelt wurden, weniger Menschen beatmet werden mussten.

Das immer wieder angeführte Horrorszenario einer Überlastung des Gesundheitssystems war zu keinem Zeitpunkt gegeben. Tatsächlich war die Bettenauslastung in Zeiten einer angeblichen Jahrhundertpandemie historisch niedrig.[68]

Dazu kommt, dass im Jahr 2020 in Deutschland zahlreiche Krankenhäuser teilweise oder ganz geschlossen wurden.[69] Selbstverständlich fielen diese Entscheidungen schon vorher – in Nicht-Pandemie-Zeiten. Doch hätte man diese Schließungen in einer Jahrhundertpandemie nicht aufschieben müssen, wenn doch die Befürchtungen ernst waren und unser Gesundheitssystem kurz vor dem Kollaps gestanden haben sollte? Oder waren die Befürchtungen gar nicht ernst?

In Berlin war für den Fall, dass es zu einem Engpass kommen sollte, für 40 Millionen Euro eine COVID-19-Klinik gebaut worden, die nie zum Einsatz kam. Allein der Betrieb dieser Geisterklinik mit 500 unbelegten Betten belief sich 2020 auf 13,1 Millionen Euro.[70]

Was könnte, nein, was müsste man aus den Daten des Jahres 2020 zur Krankenhaussituation gelernt haben?[71]

Das Damoklesschwert »Zusammenbruch des Krankenhauswesens« schwebte zu keiner Zeit über uns, auch nicht über unseren Nachbarn in Österreich oder der Schweiz.

Aber vielleicht war dies aufgrund der erfolgreichen Maßnahmen unserer alternativenlosen Bundesregierung so harmlos geblieben? Vielleicht haben diese uns auch vor hohen Todeszahlen geschützt? Sind 2020 eigentlich außergewöhnlich viele Menschen in Deutschland gestorben?

Eine Jahrhundertpandemie ohne Übersterblichkeit?

Wie lässt sich die »Gefährlichkeit« einer Erkrankung am einfachsten ablesen? Selbstverständlich an den Todeszahlen. Wenn der deutsche Gesundheitsminister Jens Spahn immer wieder von einer »Jahrhundertpandemie« spricht, dann sollte sich diese Bezeichnung doch irgendwie in den Todeszahlen widerspiegeln? Es sind ca. 40.000 Menschen mit oder an Corona im Jahr 2020 gestorben, da muss es doch eine Übersterblichkeit gegeben haben, es müssten uns mehr Menschen verlassen haben, als zu erwarten gewesen wäre?

Nun sehen die Todeszahlen für 2020 auf den ersten Blick nicht sonderlich anders aus als in anderen Jahren (Quelle: Statistisches Bundesamt). Es zeigt sich ein Peak zum Ende des Jahres, so wie wir ihn 2018 am Anfang des Jahres hatten. Sind das alles »Corona-Opfer« – oder die Opfer der Kollateralschäden des Lockdowns?

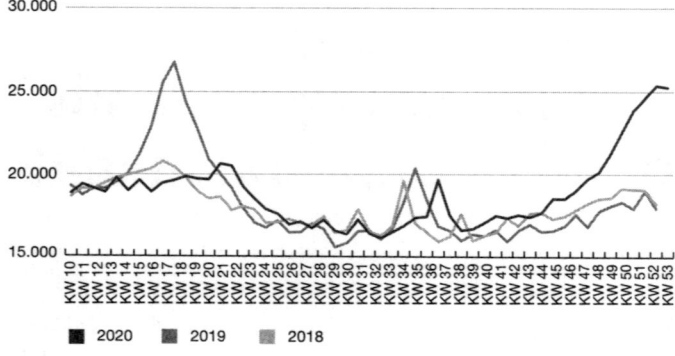

Anzahl Todesfälle pro Woche

■ 2020 ■ 2019 ■ 2018

Quelle: Statistisches Bundesamt

Wenn man in Deutschland 2020 die Wochen betrachtet, in denen es eine Übersterblichkeit gab, so kann man erkennen, dass diese teilweise zur Hälfte auf (mit/an) COVID-19-Verstorbenen zurückzuführen war. Der Rest der »zu viel Verstorbenen« war offensichtlich auf andere Todesursachen zurückzuführen, wie Christof Kuhbandner erläutert.[72]

Insgesamt sind wir rückblickend auf 2020 weit weggeblieben von allen Katastrophenszenarien, die noch Anfang des Jahres als Hiobsbotschaft von den Politikern und Medien tagein, tagaus verkündet wurden.

Möchte man herausfinden, ob es eine echte Übersterblichkeit gibt, muss dazu berücksichtigt werden, dass jedes Jahr mehr Menschen in Deutschland leben und dass wir alle älter werden. Tatsächlich kommen verschiedene Statistiker dabei zu dem unabdingbaren

Ergebnis, dass wir im Jahr der Jahrhundertpandemie *keine* Übersterblichkeit in Deutschland hatten.[73]

Wie sieht es denn in dem Land mit den maßvollsten Maßnahmen aus – Schweden? Im Frühjahr sind in Schweden relativ viele Menschen gestorben, insbesondere in den Alters- und Pflegeheimen, die zu wenig geschützt wurden. Aus diesen Fehlern wurde jedoch gelernt. Vor allem hat man diese Fehler nicht als Argument genommen, um die gesamte Bevölkerung in einen Lockdown zu schicken. Wohl gab es Regeln und Einschränkungen, aber die Geschäfte, Hotels, Restaurants, Friseure, Massage-Salons – alles blieb auf. Auch die Kitas und Schulen bis zur 10. Klasse blieben durchgehend auf. Warum auch nicht, wissenschaftlich zeichnete sich immer wieder ab, dass Kinder keine Infektionstreiber sind.[74]

Es gab auch nie eine Maskenpflicht – kein Problem. Während Deutschland seit November 2020 in einer fünfmonatigen Lockdown-Starre verharrte, lebten und genossen die Schweden ihre Freiheit. Trotzdem sind – auf die Einwohnerzahl bezogen – nicht mehr Menschen gestorben als in Deutschland. Noch im Februar verkündete Merkel den sichtbaren Erfolg der deutschen Maßnahmen, die Todeszahlen würden sinken! Doch gerade in der zweiten Welle verlaufen die Kurven von Deutschland und Schweden sehr ähnlich, wenn man die Anzahl an Todesfällen pro Millionen Einwohner vergleicht.[75]

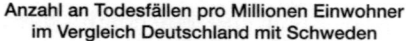

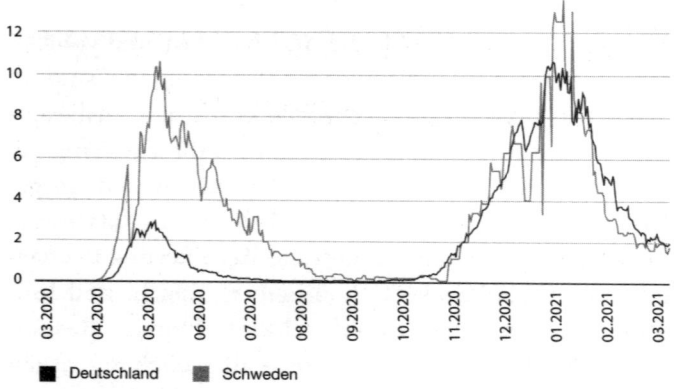

Anzahl an Todesfällen pro Millionen Einwohner
im Vergleich Deutschland mit Schweden

■ Deutschland　　■ Schweden

Quelle: https://ourworldindata.org

In der Tat zerlegt der Mathematik-Professor Thomas Rießinger das gern verkündete Mantra, Deutschland sei ein Erfolgsmodell und Schweden sei gescheitert. Das Gegenteil scheint der Fall zu sein.[76]

Haben die Maßnahmen uns gerettet?

In den USA gab es viele Bundesstaaten, die einen scharfen Lockdown hatten, und einige, die fast keine Maßnahmen angeordnet haben.

Der US-Bundesstaat Kalifornien hatte einige Lockdowns und seit dem 18. Juni 2020 eine Maskenpflicht. Florida hatte kaum Einschränkungen und seit dem 28. September 2020 fast alle Restriktionen aufgehoben. Trotzdem ist die Anzahl an Fällen, Krankenhausaufenthalten und Todesfällen durch COVID-19 in diesen Staaten sehr ähnlich. Dabei ist die Bevölkerung in Kalifornien wesentlich jünger als jene in Florida.[77]

Nun sind das Einzelbeispiele. Was sagen die Studien?

In einer im März 2021 erschienenen Studie wurde überprüft, ob es einen Zusammenhang geben würde zwischen der Anzahl an COVID-19-Todesfällen und dem Prozentsatz der Personen, die in ihren Wohnungen geblieben sind. Also, ob »Stay at home«-Anordnungen einen Sinn gemacht haben. Die Studie kommt klar zu dem Ergebnis: *Nein.*[78]

Die Autoren widerlegen damit zahlreiche andere Studien, die behauptet haben, dass Lockdowns Millionen Leben retten würden. Das taten auch schon die Professoren Kuhbandner und Homburg. Stefan Homburg leitete das Institut für Öffentliche Finanzen an der Universität Hannover bis zu seinem Ruhestand. Beide Autoren hatten bereits 2020 auf die Fehlerhaftigkeit dieser Ausführungen hingewiesen.[79]

Tatsächlich gibt es zwar unzählige theoretische Modellrechnungen, aber nach wie vor keinen Beweis für die Wirksamkeit von restriktiven Lockdown-Maßnahmen.[80]

Ganz im Gegenteil. In einer Studie von John P. A. Ioannidis, Professor für Medizin und Epidemiologie an der Stanford-Universität, wurde der Frage nachgegangen, ob es Hinweise darauf gibt, dass besonders restriktive Maßnahmen wie die Schließung von Geschäften, »Stay at Home«-Anordnungen, also Lockdowns, wie wir sie erlebt haben, einen Nutzen haben.[81]

Verschiedene Länder, inklusive Deutschland, wurden mit Schweden und Südkorea verglichen, beides Länder mit verhältnismäßig harmlosen Maßnahmen. In Schweden setzte man auf Social Distancing, Verbot von Großveranstaltungen und Freiwilligkeit, in Südkorea auf Testen, Testen, Testen mit Kontaktverfolgung und Isolation. Das Ergebnis ist, dass leichte Maßnahmen zur Verringerung der Fallzahlen beigetragen haben könnten. Jedoch gab es *keinen* Hinweis darauf, dass besonders restriktive Maßnahmen irgendeinen zusätzlichen Nutzen gehabt hätten.

Wenn harte Lockdowns nichts bringen, wovon hängt es ab, wie viele Menschen sterben?

Um diese Frage zu klären, untersuchten Forscher, welche Faktoren am ehesten einen Einfluss auf die CO-

VID-19-Todeszahlen haben, Umweltfaktoren, Gesundheitsfaktoren oder die Regierungsmaßnahmen.[82]

Der Studie liegt folgende Überlegung zugrunde: Länder mit einer hohen Lebenserwartung haben in der Regel auch einen größeren Anteil älterer und gebrechlicherer Menschen, die anfällig für erhöhte Sterblichkeitsraten sind, wenn sie Infektionen ausgesetzt sind. Gleichzeitig haben sich in diesen Ländern die Todesursachen verschoben, es dominieren chronische Krankheiten wie Herz-Kreislauf-Erkrankungen oder Stoffwechselerkrankungen (Diabetes, Bluthochdruck). Sehr früh war klar, dass solche Vorerkrankungen mit einem erhöhten Risiko, an COVID-19 zu versterben, einhergehen, insbesondere, wenn mehrere Dinge zusammenkommen. In der Tat kommen die Autoren durch den Vergleich von 160 Ländern weltweit zu dem Schluss, dass Länder mit einer alternden Gesellschaft und einer großen Anzahl von chronisch Kranken den höchsten Tribut zahlen mussten.

Die Todeszahlen korrelierten *nicht* mit den Maßnahmen der verschiedenen Regierungen.

Zu einem ähnlich klaren Ergebnis kam bereits eine Studie, die schon Mitte 2020 veröffentlicht wurde. Weder Grenzschließungen noch strikte Lockdowns hätten zu einer signifikanten Verringerung der kritischen Fälle oder der Todesraten geführt.[83]

Ein Blick nach Afrika scheint das ebenfalls zu bestätigen. Betrachten wir die »COVID-19-Todesfälle« pro Millionen Einwohner[84] (Daten: ourworldindata.org), sieht die Lage in Afrika deutlich entspannter aus als in Europa.

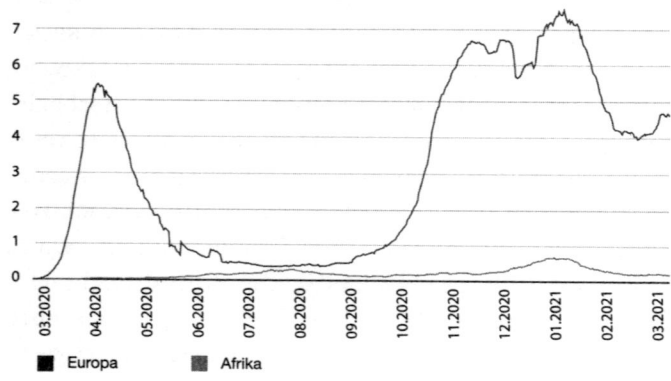

Anzahl an Todesfällen pro Millionen Einwohner im Vergleich Europa mit Afrika

Quelle: ourworldindata.org

Dabei lauteten die Schlagzeilen ursprünglich anders: Was, wenn das Virus Afrika erreicht? Es könnte den Untergang bedeuten!

Und dann passiert da ... nichts? Die prophezeiten Schreckensbilder wie bei Ebola blieben aus. Weil es so warm ist, heißt es, weil die Menschen so jung sind, heißt es. Beides spielt sicher eine Rolle, kann das Rätsel aber nicht alleine klären. Es muss also daran liegen, dass einfach weniger getestet wird. Forscher gehen der unhaltbaren Sache nach, da kann irgendwas nicht stimmen! Und schon erscheinen die Schlagzeilen: »Überraschend viele COVID-19-Fälle in Afrika, die Anzahl wird massiv unterschätzt!«[85]

Doch was wurde gemacht? 362 Verstorbene wurden mittels RT-PCR untersucht, bei 70 Toten gab es ein positives Testergebnis – wenn man alle Ergebnisse unabhängig vom Ct-Wert (auch die weit über Ct 40) berücksichtigte. Von den 70 mit positivem Test hatten 44 Symptome wie Fieber und Husten, doch ob sie an Malaria, HIV oder COVID-19 gestorben sind – weiß kein Mensch. Der Altersdurchschnitt der Verstorbenen war genauso wie immer. Es gab kein Anzeichen für eine außergewöhnliche »Jahrhundertpandemie«.

Tatsache ist, dass in Afrika keine Katastrophe eingetreten ist, obwohl in vielen Ländern kaum jemand mit Masken herumgelaufen ist oder irgendwelche Hygieneregeln eingehalten hätte. Wie auch, in den zum Teil ärmsten Regionen der Welt. Aber tatsächlich wird hier sehr deutlich, dass das Testen für diese Labor-Pandemie die entscheidende Rolle spielt. Ohne zu testen, wäre auch auf anderen Kontinenten vielleicht nie von einer Pandemie die Rede gewesen. Und was für ein Leid wäre unzähligen Menschen erspart geblieben.

Der Maskenwahn

Die Maske ist längst zu einem umstrittenen Symbol geworden. Für die einen ein sichtbares Zeichen der Solidarität und Verantwortung. Für die anderen ein Symbol für Obrigkeitshörigkeit und ausgeschaltetes Denkvermögen. Viele halten die Maske für nichts anderes als den Gessler-Hut bei Wilhelm Tell – wer sich nicht vor dem Hut verbeugt, muss bestraft werden.

Stefan Aust, Herausgeber der WELT, kommt zu dem Schluss, dass die Maske in erster Linie die Funktion erfüllen soll, uns daran zu erinnern, dass wir eine Pandemie haben.[86] »Die *Maske* muss der *Maske* wegen getragen werden. Als *Symbol* für Gehorsam den Maßnahmen der Regierung gegenüber.«

Wenn wir es genau betrachten, ist die Entwicklung der unterschiedlichen Positionen dazu schon erstaunlich: Zu Beginn 2020 wurde gesagt, die Masken bringen nichts, dann wurde uns monatelang erzählt, dass wir uns und unsere Umgebung schützen müssten, indem wir irgendwas um Mund und Nase binden, Omas alten Schal oder was auch immer, egal. Schließlich hieß es: Alltagsmasken bringen nichts! Ab Ende Januar 2021 retten uns nur noch medizinische Masken vor den mutierten Killerviren (OP, FFP2 oder NP95). Dabei geht der Trend zur Zweit- bzw. Drittmaske! Denn die Medien verbreiten die neueste Erkenntnis: Das Drüberziehen von Alltagsmasken kann den Schutz von OP-Masken erhöhen![87]

Bayern ist Vorreiter: Hier sind nur noch FFP2-Masken erlaubt. Warum? Es gibt keinen wissenschaftlichen Grund für diese Entscheidung, ein Nutzen der FFP2-Masken ist mehr als fragwürdig.[88] Sie sind in erster Linie Staubschutzmasken und werden vor allem auf Baustellen eingesetzt. Entsprechend sind die Masken auch gar nicht darauf getestet, ob sie überhaupt Aerosol-Partikel zurückhalten können.[89]

Laut RKI ist bei der Anwendung von FFP2-Masken durch Laien ein Eigenschutz über den Effekt eines korrekt getragenen Mund-Nasen-Schutzes hinaus nicht zwangsläufig gegeben.[90] Dazu besteht ein erhöhter Atemwiderstand, der die Atmung erschwert. Deswegen sollte vor dem Tragen eine arbeitsmedizinische Vorsorgeuntersuchung angeboten werden, um Risiken für den Anwender individuell medizinisch zu bewerten. Gemäß den Vorgaben des Arbeitsschutzes ist die durchgehende Tragedauer von FFP2-Masken bei gesunden Menschen begrenzt auf 75 Minuten, danach bedarf es unbedingt einer Pause.

Die Deutsche Gesellschaft für Krankenhaushygiene kommt gar zu dem Ergebnis, dass die FFP2-Maskenpflicht die Bevölkerung mehr gefährdet, als dass sie nützt.[91]

Die europäische Seuchenschutzbehörde ECDC (European Center for Desease Prevention) mahnt ebenfalls zur Vorsicht. Eine Überprüfung im Februar 2021 ergab keine signifikanten Belege für die Wirksamkeit nicht-medizinischer und medizinischer Gesichtsmasken in der Öffentlichkeit. Es gibt keinen wissenschaftlichen Nachweis, der die Verwendung von FFP2-Masken/N95-Masken in der breiten Öffentlichkeit stützen würde.[92]

Dazu kommt die Frage, wo und wie die Masken produziert wurden und ob sie wirklich frei von schädlichen Stoffen sind.[93] In der Tat ist bekannt, dass es zu Hautreizungen und zur Bildung von Ödemen in der Nase kommen kann.[94]

Von einem Tag auf den anderen trugen die Menschen nun die verordneten FFP2-Masken. Woher kam das Umdenken und das Umschwenken auf FFP2- und OP-Masken? Mit den Virus-Mutanten konnte es nichts zu tun haben, denn die machten sich überhaupt nicht bemerkbar. In den Ländern, in denen sie festgestellt wurden, passierte nichts Außergewöhnliches. Hatte es etwas damit zu tun, dass Bundesgesundheitsminister Jens Spahn im April 2020 Schutzausrüstung von 738 Lieferanten im Gesamtwert von 6,4 Milliarden Euro bestellt hatte? Musste das Material unter die Leute gebracht werden?[95]

Man weiß es nicht. Was weiß man denn inzwischen überhaupt über den Nutzen von Masken? Es gibt zahlreiche Studien, die behaupten, den Nutzen von Mund-Nasen-Masken zeigen zu können. Es gibt aber auch unzählige Studien, die das Gegenteil behaupten.

Wir kommen zunächst auf zwei grundsätzliche Probleme in der Wissenschaft zu sprechen. Gerne lesen wir: »Die Mehrheit der Wissenschaftler denkt.« Nur weil »die Mehrheit« etwas behauptet, muss es allerdings nicht wahr sein, wie es sich schon oft in der Geschichte gezeigt hat. Wie erkennt man aber, was richtig ist – an den Veröffentlichungen? Nur, weil etwas von Wissenschaftlern veröffentlicht wird, bedeutet das nicht automatisch, dass es von irgendeiner Relevanz ist. Es kann sein, dass die Qualität besser wird, wenn die Daten von anderen Wissenschaftlern kritisch angeschaut wurden (peer-review) – ein Vorgang, der in der Regel einige Wochen bis Monate dauert. Die Corman-Drosten-Veröffentlichung zur Etablierung der SARS-CoV-2-RT-PCR, die innerhalb von 24 Stunden von Kollegen durchgewunken wurde, ist das historische Beispiel dafür, dass eine kritische Qualitätskontrolle vor Veröffentlichung eine Weltkatastrophe verhindert hätte. Selbst der Name der Zeitschrift ist kein Garant für Qualität. Gerade die »Bibeln« der Wissenschaft werden immer wieder missbräuchlich verwendet, um falsche Behauptungen zu verbreiten.

Die Spreu vom Weizen in der wissenschaftlichen Literatur zu trennen ist selbst für Mediziner und ausgebildete Wissenschaftler oft nicht einfach. Es braucht jahrelange Erfahrung. Für Laien wie Journalisten oder selbsternannte Faktenchecker ist es gar unmöglich. So kommt es immer wieder zu Schlagzeilen, die nichts mit der Wirklichkeit zu tun haben. Leider scheint das Problem auch beim RKI unüberwindlich zu sein. Es zitiert Arbeiten, die angeblich den Nutzen der Masken belegen sollen – in Wirklichkeit jedoch diese Aussage gar nicht hergeben. Dieses wurde sehr treffend von Ines Kappstein, Professorin für Krankenhaushygiene, analysiert. Im Gegensatz zu den Behauptungen des RKI legt sie dar, dass es keine Belege für die Wirksamkeit von einfachen Gesichtsmasken gibt und dass die unsachgemäße tägliche Verwendung von Masken durch die Öffentlichkeit sogar zu einer Zunahme von Infektionen führen könnte.[96]

Ein Hauptproblem ist, dass viele Studien, die einen Effekt auf die Virusausbreitung/Infektion belegen möchten, auf fehlerhaften Rechnungsmodellen beruhen oder Simulationsstudien z. B. mit Puppen, deren Aussagen mit der Wirklichkeit rein gar nichts zu tun haben.[97] Eine Studie, die den entscheidenden »Realitätstest« gemacht hat, fand in Dänemark statt. Die Forscher gingen der Frage nach, ob die Verwendung einer chirurgischen Maske außerhalb des Hauses das Risiko für eine SARS-CoV-2-Infektion verringert. Circa 5000 Menschen wurden in zwei Gruppen eingeteilt, eine, die außerhalb des Hauses eine Maske tragen sollte, und eine ohne. Nach einem Monat wurde geschaut, bei wie vielen Menschen eine Infektion nachweisbar war. Ergebnis: Es gab keinen signifikanten Unterschied. Die Infektionsrate lag bei denen, die korrekt ihre Maske trugen, bei 2 Prozent und bei der Kontrollgruppe ohne Masken bei 2,1 Prozent.[98]

Dazu gibt es zahlreiche weitere Studien und Berichte, die für verschiedenste Erkältungsviren gezeigt haben, dass das Tragen von Gesichtsmasken in der Allgemeinbevölkerung kaum einen oder gar keinen nützlichen Effekt hat.[99]

Wir haben also keinen signifikanten Nutzen. Wie sieht es aus mit den Risiken und Problemen? Davon gibt es einige.

Unser Gesicht ist der Spiegel unserer Persönlichkeit. Ausdrucksfläche von Freude und Ärger, von Erstaunen und Erstarren. Die Mimik sagt oft mehr als viele Worte. Das Gesicht ist zusammen mit der Stimme das wichtigste Mittel zur zwischenmenschlichen Kommunikation. Die Maske nimmt diese Möglichkeit. Ein Problem stellt die Maskenpflicht vor allem für alte Menschen dar. In den Pflegeheimen bekommen sie in der C-Krise kaum noch Besuch, so dass der Kontakt weitgehend auf die Mitarbeiter beschränkt bleibt. Das Hörvermögen ist oft sehr eingeschränkt, mit Maske ist die Verständigung nicht mehr möglich. Das Lesen der Mimik und der Lippen fällt weg. Aber nicht nur viele alte Menschen leiden. Die Psychologen kommen mit der Terminvergabe nicht hinterher. Das ist einer von vielen Hinweisen darauf, was für einen massiven psychologischen Schaden die Masken anrichten.[100]

Physisch führt das Tragen von Masken bei gesunden Erwachsenen zu einer Erhöhung des Atemwegswiderstandes, die Sauerstoffsättigung und die Konzentration von Kohlendioxid im Blut kann beeinflusst werden. Einige Menschen reagieren mit einer Erhöhung der Pulsfrequenz und des Blutdrucks. Wenngleich solche Veränderungen bei gesunden Menschen minimal sind und von vielen kaum bemerkt werden, wirken sie auf lange Sicht sicherlich eher lebensverkürzend als verlängernd. Wozu also, da es keinen belegbaren Nutzen gibt?

Die möglichen psychischen Schäden sind vor allem bei den Kindern beängstigend. Immunologe und Toxikologe Stefan Hockertz hat sich diesem Thema umfassend in dem Buch Generation Maske angenommen.

Kinder, vor allem sehr kleine Kinder, sind zwingend auf Mimik und Gestik angewiesen. Sie benötigen emotionales Verhalten, um beziehungsfähig zu werden. Erfährt ein Kind häufig Kontaktabbrüche dadurch, dass das Gesicht der Eltern nicht erkennbar ist, kann es zu Kontaktstörungen und tieferen psychischen Störungen führen. Schwere Langzeitfolgen sind mehr als wahrscheinlich.[101]

Seit der Einführung der Maskenpflicht für Kinder kommen immer wieder kleine Patienten in die Arztpraxen und klagen über Kopfschmerzen, Luftnot, Herzrasen, Panikattacken, Schweißausbrüche, Konzentrationsschwäche und Müdigkeit. Die Pulsfrequenz steigt, die Atemfrequenz steigt, Stresshormone werden ausgeschüttet. Bei einigen Kinder kommt es zu Schwindel, Atemnot bis hin zum Kollaps. Das sind regelmäßige Beobachtungen von Ärzten. Nicht wenige dieser Kinder werden gezwungen, mit diesen Beschwerden im Unterricht zu sitzen, weil Lehrer und Schulleiter sich selbst vorbehalten, ob sie ein Masken-Befreiungsattest der behandelnden Ärzte anerkennen. Andere Kinder setzen freiwillig die Masken auf, auch wenn sie z. B. aufgrund von asthmatischen Erkrankungen von dem Tragen befreit sind, weil sie viel zu viel Angst haben, von Mitschülern und Lehrern gemobbt zu werden. Viele nehmen dann lieber die körperlichen Beschwerden in Kauf, als sich auch noch dem psychischen Stress auszusetzen.

Studien darüber, was die Masken und der Lockdown mit den Kindern machen, gibt es so gut wie keine. Etwas, was sehr früh der Kinderarzt Eugen Janzen fordert, bevor er sich aufgrund der Unerträglichkeit der Lage selbst dranmacht, Daten zu sammeln. Er konnte zeigen, dass der kindliche Körper genau wie der eines Erwachsenen mit der Produktion von Stresshormonen auf das Maskentragen reagiert, und fordert seit Langem, dass das unnötige Quälen von Kindern endlich aufhören muss. Er hat die Beobachtungen auf seiner Homepage zusammengestellt.[102]

Masken erfüllen keinen Zweck, ein Nutzen gegen die Ausbreitung von Atemwegsinfektionen/Erkrankungen ist wissenschaftlich nicht belegt. Masken schädigen auf vielfältige Weise die Gesundheit unserer Kinder. Und zwar nachhaltig und auf nicht wiedergutzumachender Ebene.

Warum sollten gesunde Menschen in der Öffentlichkeit überhaupt Masken tragen? Weil sie unwissentlich andere anstecken könnten, so wird es uns erzählt – aber stimmt das überhaupt?

Der Mythos der asymptomatischen Virusverbreiter

Der Aberglaube, dass Menschen ohne schwere Symptome (also *Asymptomatische* oder *Präsymptomatische*, die erst später Symptome entwickeln) die lebensgefährliche Erkrankung COVID-19 verbreiten würden, war die treibende Kraft hinter der gesamten »Pandemie«. Der Mythos stieg auf – hervorgezaubert durch den PCR-Magier Drosten höchstpersönlich. Eine chinesische Geschäftsfrau war zu Besuch bei einem Autozulieferer in Bayern und steckte während der Konferenz einige Mitarbeiter der Firma an. Sofort nach der Diagnose berichteten die Münchener Wissenschaftler gemeinsam mit dem Virologen Drosten über diese ersten deutschen Corona-Fälle und gaben den Befund bekannt, dass die Chinesin selbst während des Besuchs gesund gewesen war. Die Veröffentlichung sorgte für weltweites Aufsehen. Hier war es: das tückische, unsichtbare Killervirus, das völlig unbemerkt von scheinbar gesunden Menschen übertragen werden konnte! Die ältere Generation bekam panische Angst vor der tödlichen Ansteckung durch alle

Gesunden um sich. Die Jüngeren hatten Angst, sich anzustecken und dann für Erkrankung und Tod der Älteren verantwortlich zu sein.

Praktisch unbekannt geblieben ist die Tatsache, dass der Schlüsselbefund in der Veröffentlichung der Wahrheit *nicht* entsprach. In einem Telefonat, das unmittelbar nach der Rückkehr der Chinesin in ihrer Heimat stattfand, erfuhren die deutschen Autoren, dass die Frau sehr wohl krank gewesen war. So sehr, dass sie schmerz- und fiebersenkende Mittel einnehmen musste, um an der Konferenz teilnehmen zu können. Eine Richtigstellung wurde von den Autoren nicht vorgenommen und so nahm das Schicksal seinen Lauf. Das sensationelle Konzept wurde mit Staunen und Begeisterung aufgenommen. Forschergruppen überschlugen sich in ihrem Eifer, sich an der Entdeckung zu beteiligen. Modellrechnungen lieferten im Handumdrehen den vermeintlichen wissenschaftlichen Beweis, dass asymptomatische Übertragung das Markenzeichen des tödlichen Virus schlechthin war. Einige dieser Publikationen schmücken die Informationsseiten des RKI als Beleg für die Sinnhaftigkeit der Corona-Maßnahmen.

Allein: Fast alle am Computer erstellten Modellrechnungen haben sich in der Vergangenheit als falsch erwiesen und nicht der Realität standgehalten. Ein bekanntes Beispiel sind die Modelle des britischen Wissenschaftlers Neil Ferguson, der Millionen von Corona-Toten für die USA prognostiziert hatte. Es stellte sich heraus, dass sich seine gesamten Berechnungen auf einen Softwarefehler stützten.

Um die These der asymptomatischen Übertragung wissenschaftlich zu überprüfen, gibt es nur eine Möglichkeit: die vorwärts gerichtete Kontaktverfolgung. Schlägt der PCR-Test bei einem Menschen ohne Symptome an, werden in den folgenden Tagen alle Kontaktpersonen registriert und beobachtet, ob sie infiziert werden. Solche Studien wurden zweimal in Wuhan unternommen – das erste Mal während der Epidemie im Februar/März 2020, das zweite Mal nach dem Ende der Epidemie im Mai/Juni 2020.

In der ersten Studie gingen die Kontaktverfolgungen von 71 »präsymptomatischen Menschen« aus, das heißt: Tage nach dem positiven PCR-Test entwickelten sie Symptome.[103]

Alle Personen, mit denen sie vor der Erkrankung Kontakt hatten, wurden nachfolgend untersucht. Das Ergebnis: Eine Virusübertragung fand bei insgesamt zehn Mitgliedern der jeweiligen Haushalte statt. Außerhalb der eigenen Häuslichkeiten – also in der allgemeinen Öffentlichkeit – kam es zu sage und schreibe zwei Virusübertragungen.

Sehr wichtig dabei: Keine der angesteckten Personen wurde ernsthaft krank. Etwa die Hälfte hatte leichte Symptome (Husten), die andere gar keine.

In der zweiten Studie wurde die Kontaktverfolgung bei über 300 infizierten asymptomatischen Menschen durchgeführt. Es wurden über 1000 Kontaktpersonen verfolgt. Ergebnis: Es wurde keine einzige Übertragung festgestellt.[104] Zwei weitere kleinere Studien kommen zum gleichen Schluss.[105]

Die unausweichlichen Schlussfolgerungen lauten daher:

1. Menschen ohne Symptome können in seltenen Fällen das Virus weitergeben, das geschieht dann allerdings nicht in der Öffentlichkeit, sondern in den eigenen Haushalten. Dieses wurde festgestellt in der Gesellschaft ohne Lockdown-Maßnahmen.
2. Außerhalb der eigenen vier Wände übertragen asymptomatische und präsymptomatische Menschen das Virus nicht.
3. Am wichtigsten: Wenn es zur Virusübertragung kommt, ist eine ernste Erkrankung dann aber auch nie die Folge.

All das wohlgemerkt: in Abwesenheit von Lockdown-Maßnahmen.

Um die Entspannung an dieser Stelle zu vollenden, noch mal ein kleines Frage-Antwort-Spiel zur Frage: Wann kommt es eigentlich zur Infektion und welche Rolle spielt die Menge an Viren dabei, die »Viruslast«?

- *Frage: Wie wird »Viruslast« = Infektiosität gemessen?*
  Antwort: Die Viruslast wird durch quantitative Auswertung des PCR-Tests der Nasen-Rachen-Abstriche gemessen.

- *Frage: Aber man steckt sich doch in erster Linie damit an, was mit der ausgeatmeten Luft vom*

Nachbarn rauskommt – das wäre doch entscheidend, oder?

Antwort: Ja. Coronaviren mögen eine Krone tragen, Flügel haben sie aber nicht. Die bloße Tatsache, dass sie auf der Nasen- und Rachenschleimhaut nachweisbar sind, bedeutet keinesfalls, dass jemand sofort zur Gefahr für andere wird.

● *Frage: Wer hat jemals gezeigt, dass die Viren sich überhaupt in der ausgeatmeten Luft von asymptomatisch Infizierten befinden?*

Antwort: Niemand! Weil sie nämlich mit ziemlicher Sicherheit nicht als anzüchtbare Viren nachweisbar sind. Auf gut Deutsch: Ausgeatmete Luft von symptomlosen Menschen kann und wird nie hochinfektiös sein.

Spielende. Nun im Ernst: Zu diesem Thema ist 2019 eine sehr aufschlussreiche Publikation erschienen. Menschen mit symptomatischen »normalen« Corona-Infektionen wurden untersucht. Die Viruslast in Nasen- und Rachenabstrichen wurde verglichen mit der Viruslast in ausgehustetem Aerosol/Tröpfchen. Siehe da: Die Virusmenge in der ausgehusteten Luft lag 1000- bis 10.000-mal niedriger als in den Abstrichen.[106]

Und jetzt geht es ans Eingemachte. Auch für SARS-CoV-2 wurde wissenschaftlich erwiesen, dass sich eine Aussage bezüglich der Infektiosität eines Testpositiven um einen Ct-Wert von maximal 30 orientieren muss: Ab diesem Wert werden anzüchtbare Viren in weniger als 20 Prozent der Nasen-Rachenabstriche nachweisbar, ab einem Ct von 34 sinkt die Nachweisbarkeit – definiert durch Anzucht in der Zellkultur – auf unter 3 Prozent.[107]

Das bedeutet: Infektionen von Menschen sind bei Ct-Werten ab 33 bis 34 sogar mit den Abstrichen – also indem man die Abstriche direkt in den Hals steckt – praktisch unmöglich.

Auch bei SARS-CoV-2 wird die Viruslast in ausgehusteter Atemluft 1000- bis 10.000-mal niedriger sein als in den Nasen-Rachenabstrichen – das entspricht 10 bis 14 PCR-Zyklen. Das heißt: Ist der RT-PCR-Ct-Wert in einem Abstrich 20 – knallig positiv also –, würde eine Parallelmessung der ausgehusteten Atemluft einen Ct-Wert von mindestens 30 bis 34 liefern.

Wenn ein kranker Mensch – RT-PCR-Ct-Wert bei 20 – einen anderen aus der Nähe anhustet, kann es also durchaus zur symptomatischen Ansteckung kommen. Aber bereits aus einer kleinen Entfernung sinkt die Wahrscheinlichkeit ganz schnell, weil die Virusdichte rasch abnimmt. Dann mag es zur Infektion kommen, sie wird sich selbst begrenzen. Die Viruslast ist natürlich ein wichtiger Faktor, der den Schweregrad einer Erkrankung beeinflusst.

Wie sieht es nun aus mit asymptomatischen Infizierten? Die Frage wird die geneigte Leserschaft nun sicher selbst beantworten können.

Merke also: Wer nicht hustet, kann keine schwere Lungenentzündung verbreiten.

Das wird der Grund für die glasklaren Ergebnisse der chinesischen Studien gewesen sein. Und mit ein Grund sein für die Mitteilung der WHO vom Januar

2021, in der zum ersten Mal die Empfehlung ausgegeben wird, dass die Diagnose einer SARS-CoV-2-Infektion nicht allein anhand des PCR-Test-Ergebnisses gestellt werden darf.[108]

Die WHO weist darauf hin, dass diese sorgfältig interpretiert werden müssen, weil es sonst ein hohes Risiko für falsch-positive Ergebnisse geben könnte. Es heißt: »Die meisten PCR-Tests sind als Hilfsmittel für die Diagnose angegeben. Daher müssen Gesundheitsdienstleister jedes Ergebnis in Kombination mit dem Zeitpunkt der Probenahme, dem Probentyp, den Testspezifikationen, den klinischen Beobachtungen, der Patientenanamnese, dem bestätigten Status von Kontakten und epidemiologischen Informationen berücksichtigen.« Im Klartext: ein positiver PCR-Test allein – kein COVID-19-Fall!

Starb die Grippe an oder mit Corona?

Manche scheinen an den Maßnahmen durchaus Gefallen zu finden. Vielleicht sollten wir dauerhaft Masken tragen, Abstand halten und uns isolieren – auch wenn Corona vorbei ist?[109]

Der Präsident des Robert Koch-Instituts Lothar Wieler verkündet freudig auf einer Pressekonferenz im Februar 2021, dass sich die Kontakteinschränkungen wegen der Corona-Pandemie nicht nur auf das Coronavirus auswirken. Dank der Corona-Einschränkungen sei die jährliche Grippewelle ausgeblieben! Anstelle von sonst Tausenden oder sogar Zehntausenden Grippefällen pro Woche würden Anfang 2021 nur 20 bis 30 Fälle gemeldet, sagte Wieler. Erst 150 schwere Grippefälle mussten nach seinen Worten in diesem Winter im Krankenhaus behandelt werden. Eine Steilvorlage für: »Nie wieder zurück zur alten Normalität«?[110]

Und nicht nur die Grippe, womöglich könnten wir alle Atemwegserkrankungen besiegen! Denn die Zahlen sind erstaunlich: Im Februar 2020, bevor die Coronavirus-Pandemie in Europa ausbrach, wurden laut Lothar Wieler etwas über fünf Millionen Atemwegserkrankungen pro Woche in Deutschland registriert. In diesem Jahr seien es nur 900.000 pro Woche – also nicht einmal ein Fünftel des Werts von vor zwölf Monaten.

Leider erwähnt er nicht, dass wir im Februar 2020 keinen Lockdown hatten, während wir im Februar 2021 schon seit Monaten im Lockdown sind. In Lockdown-Zeiten gehen sehr viel weniger Menschen ins Krankenhaus oder zum Arzt. Das zeigte schon die Analyse der Initiative Qualitätsmedizin.

Wenn deutlich weniger hingehen, kann man möglicherweise auch deutlich weniger Erkrankungen registrieren?

Manch eine Zeitung fragt tatsächlich kritisch nach, warum würden die Maßnahmen so effektiv bei der Grippe wirken, aber nicht bei SARS-CoV-2?[111]

Das will Lothar Wieler anhand von drei Punkten erklären, die überraschen. So übertrage sich SARS-CoV-2 sehr effektiv über Aerosole. Zudem zeige das neuartige Coronavirus eine »hohe Übertragungsrate« noch vor Symptombeginn. Und drittens sei die »fehlende Immunität« in der Bevölkerung dafür verantwortlich.

Tatsache ist, dass sich auch Grippeviren sehr effektiv über Aerosole verbreiten.[112]

Tatsache ist, dass eine hohe Übertragungsrate vor Symptombeginn bei Corona gar nicht gegeben ist (siehe Kapitel zuvor).

Tatsache ist, dass aktuelle Studien klar zeigen, dass es eine Grundimmunität in der Bevölkerung gibt (siehe Kapitel Immunologie).

Gegen die von Lothar Wieler und vielen Mainstream-Medien verbreitete Idee, dass die Maßnahmen zum Ausbleiben der Grippe geführt haben, sprechen verschiedene Fakten. So ist in Schweden die Grippe ebenfalls ausgeblieben, obwohl es nie eine Maskenpflicht oder einen Lockdown gab. Im Übrigen war Schweden nicht das einzige Land mit maßvollen Regeln, auch Japan ist so hervorragend durch die Krise gekommen … und auch dort ist die Grippe verschwunden.[113]

Egal wo wir hinschauen und egal welche Maßnahmen die Länder hatten: Während sich die Coronaviren hier und da unbeeindruckt von Masken und Maßnahmen zu neuen Höhen aufschwingen – sind die Grippeviren weltweit verschwunden, wie auf der WHO-Übersicht zu sehen ist.[114]

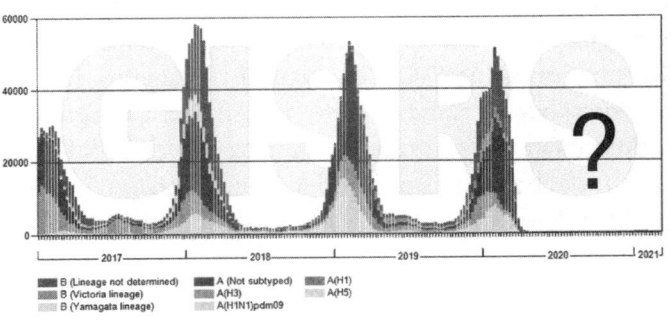

Anzahl der Influenza-positiven Proben weltweit

Quelle: https://apps.who.int/flumart/Default?ReportNo=10

Wo sind die Grippe-Viren hin? Seit Jahrhunderten verursachen sie weltweite Grippewellen. Jetzt sind sie weg. Ob es mit dem Auftauchen von SARS-CoV-2 zu tun hat? Haben sie Angst bekommen vor den Killer-Kollegen?

Interessant ist in diesem Zusammenhang der Beipackzettel der Firma BioMol zum SARS-CoV-2-RT-PCR-Test. SPEZIFITÄT: unspezifische Interferenz von Influenza A Virus (H_1N_1, H_3N_2, H_7N_9, H_5N_1), Influenza B Virus (Yamagata, Victoria), Respiratorisches Synzytial Virus (Type B), Respiratorisches Adenovirus (Type 3, Type 7), Haemophilus influenzae, Staphylococcus aureus, Streptococcus Pneumoniae etc.[115]

Ob vielleicht ein Teil der Grippe-Infektionen einfach umbenannt wurde? Indem positive PCR-Tests mit Ct-Werten über 30 als COVID-19-Fälle registriert wurden? Es ist Lehrbuchwissen, dass Coronavirus-Infektionen sehr oft vergesellschaftet sind mit anderen viralen und bakteriellen Infektionen, die einen höheren Stellenwert als Krankheitserreger haben. Hierzu gehören Grippeviren und auch Bakterien wie Pneumokokken, Mycoplasmen und Chlamydien. In früheren Jahren wurden diese gesucht und die zutreffenden Diagnosen gestellt, sodass entsprechende therapeutische Maßnahmen (z. B. korrekte Antibiotika-Gabe) ergriffen werden konnten. In der heutigen Zeit werden sie unter den Teppich gekehrt. Stattdessen wird jeder »positive« PCR-Nachweis auf COVID-19 zur Grundlage der Diagnose auf Kosten aller anderen gemacht. Ein äußerst bedenklicher Umstand.

Wo bleibt die Nutzen-Risiko-Analyse?

Ein Jahr Jahrhundertpandemie in Deutschland. Gibt es inzwischen eine Nutzen-Risiko-Analyse, wie sie von vielen Stimmen national und international immer wieder gefordert wurde?[116]

Wie wir schon wissen, haben harte Lockdown-Restriktionen, wie unsere Politiker sie uns aufgezwungen haben, keinen Nutzen. Dafür haben sie erhebliche Schäden verursacht, nicht nur für die Wirtschaft, sondern vor allem für die Gesundheit und für die Gesellschaft. Was den Einbruch des Wirtschaftswachstums angeht – steht Schweden auf jeden Fall besser da als Deutschland oder Österreich. Deutschlands Wirtschaft ist wegen der Corona-Krise 2020 um fünf Prozent geschrumpft und tief in die Rezession gerutscht.[117]

Wirtschaftsminister Altmaier hält die Auswirkungen jedoch für überschaubar. Er erwarte »keine große Insolvenzwelle«, sagte er.[118] Doch obwohl die Pflicht, einen Insolvenzantrag zu stellen, immer wieder ausgesetzt wird, ist die Liste der Pleiten 2020/21 schon recht lang. Viele bekannte Firmen sind am Ende, müssen Mitarbeiter entlassen oder Filialen schließen. Es trifft nicht nur den Einzelhandel, die Gastronomen und die

Hotels, sondern auch Musiker, Künstler, Veranstalter, Zirkusse, Fotografen und viele, viele mehr. Viele Entschädigungsgelder kommen nicht an oder reichen nicht aus. Menschen, die jahrelang daran gearbeitet haben, sich eine Existenz aufzubauen, stehen vor dem Nichts.

Die Hygieneregeln AHA + L (Lüften) werden von vielen inzwischen anders ausgelegt: *Arbeit weg, Haus weg, alles weg + Leben ruiniert.*

Wenn die Medizin tödlicher ist als die Krankheit

Der Mitarbeiter des Bundesinnenministeriums (BMI) Stephan Kohn hatte sich schon im April 2020 mit möglichen Kollateralschäden befasst. Er kam zu dem Ergebnis, dass die Schäden sehr viel größer sein könnten als der Nutzen. Er schätzte, dass Zehntausende Menschen aufgrund von direkten oder indirekten Kollateralschäden sterben könnten. Es seien Tote zu befürchten durch abgesagte Folgebehandlungen von OPs (z. B. Krebs, Schlaganfall, Herzinfarkt), durch Selbstmorde (unter anderem durch fehlende Versorgung von »psychisch Instabilen« während der Kontaktverbote) sowie durch Herzinfarkt- und Schlaganfall-Patienten, die sich wegen der Corona-Schließungen nicht mehr zur Vorsorge oder im akuten Notfall nicht in Kliniken trauen. Das wollte die Politik nicht hören, der Mann wurde beurlaubt.

Aufgabe einer verantwortungsvollen Regierung, der an der Gesundheitsversorgung der Bevölkerung gelegen ist, wäre es gewesen, genau so eine Abwägung zwischen Risiko und Nutzen als Grundlage für die politischen Entscheidungen zugrunde zu legen. Doch das Papier verschwand sofort in der Schublade. Das Aufzeigen möglicher Kollateralschäden – unerwünscht! Eine sachliche Überprüfung der politischen Kursrichtung? Nicht gewollt.

Dabei kommen international angesehene Wissenschaftler wie Ioannidis zu einem ähnlichen Ergebnis wie Kohn: »Wenn man die Hochrechnungen zusammennimmt, werden die überschüssigen Todesfälle durch die ergriffenen Maßnahmen wahrscheinlich viel größer sein als die COVID-19-Todesfälle.«[119]

Selbstverständlich sind diese Betrachtungen mit Unsicherheiten behaftet, gerade weil wir viele der katastrophalen Kollateralschäden erst in den nächsten Jahren sehen werden.

Ioannidis hat die möglichen problematischen Folgen in einer Tabelle zusammengefasst:

Gründe für zusätzliche Todesfälle	Bemerkungen/ Anmerkungen	Möglicher Zeitrahmen für zusätzliche Todesfälle
Menschen mit akutem Herzinfarkt und anderen akuten Erkrankungen erhalten keine angemessene Krankenhausversorgung.	Patienten haben Angst, ins Krankenhaus zu gehen; Krankenhäuser nehmen aus Angst vor Überlastung weniger Patienten auf	akut, während der Pandemie
Die Behandlung von Krebspatienten verzögert sich.	Verschiebung der Krebsbehandlung in Erwartung einer Überlastung durch COVID-19	die nächsten 5 Jahre

unterbrochene Krebsprävention	die fehlende Möglichkeit zur Krebsvorsorge unter harten Lockdown-Maßnahmen	die nächsten 20 Jahre
andere Störungen im Gesundheitswesen	Aufschiebung oder Aufhebung von Wahlverfahren und regelmäßiger Versorgung/Pflege	unterschiedlich, je nach medizinischen Bedingungen
Selbstmorde	Störung der psychischen Gesundheit	sowohl akut als auch langfristig
Gewalt (häusliche Gewalt, Tötungsdelikte)	Störung der psychischen Gesundheit	akut, möglicherweise langfristig
Hungertod	Unterbrechung der Lebensmittelproduktion und des Transportes	akut, möglicherweise schlimmer über die nächsten Jahre
Tuberkulose	Unterbrechung von Tuberkulose-Management-Programmen	die nächsten 5 Jahre
Kinderkrankheiten	Unterbrechung von Impfprogrammen	die nächsten 5 Jahre
Alkoholismus und andere Krankheiten der Verzweiflung	Störungen der psychischen Gesundheit, Arbeitslosigkeit	die nächsten 10 Jahre
verschiedene chronische Krankheiten	Arbeitslosigkeit, fehlende Krankenversicherung und Armut	die nächsten 20 Jahre
Mangel an angemessener medizinischer Versorgung	Unterbrechung der Gesundheitsversorgung, da Krankenhäuser und Gesundheitsprogramme in finanzielle Schieflage geraten, Personal entlassen oder sogar Dienste einstellen müssen	die nächsten 20 Jahre

Quelle: Ioannidis, https://onlinelibrary.wiley.com/doi/full/10.1111/

eci.13423

Tatsächlich gibt es bereits zahlreiche Daten, die die fürchterlichen Annahmen bestätigen, dass unzählige Menschen infolge der Maßnahmen weltweit versterben.

In England haben die Lockdown-Folgen bis Mitte 2020 möglicherweise 21.000 Menschenleben gefordert.[120]

Es gab einen historischen Anstieg der Todesfälle aufgrund von Herzkrankheiten, von denen die meisten *nicht* mit einer COVID-19-Infektion in Zusammenhang standen.[121] Die Krankenhauseinweisungen für Chemotherapie-Termine waren um 60 Prozent gesunken und die dringenden Überweisungen zur Früherkennung bei Krebsverdacht sind im Vergleich zu den Zahlen vor COVID-19 um 76 Prozent zurückgegangen, was zu über 6000 zusätzlichen Todesfällen innerhalb eines Jahres führen könnte – das wäre eine Zunahme von 20 Prozent.[122]

Es ist zu erwarten, dass eine verspätete Diagnose und verzögerte Behandlung die Zahl der durch Krebs verursachten Todesfälle in den nächsten Jahren deutlich erhöhen wird.[123]

In den USA sind die Krankenhauseinweisungen von akuten Schlaganfällen im Februar bis März 2020 massiv zurückgegangen, sodass es zu verzögerten Behandlungen kam.[124] Schlaganfälle gehören jedoch zu den Vorfällen, bei denen jede Minute für das Überleben entscheidend sein kann.

Sieht es in Deutschland oder anderen Ländern anders aus? Nein. Allein die Tatsache, dass die Bettenauslastung 2020 historisch niedrig war, gibt einen klaren Hinweis darauf, dass viele Behandlungen nicht stattgefunden haben, die vielleicht hätten stattfinden müssen.[125]

Die Initiative Qualitätsmedizin wies schon im Halbjahresbericht 2020 darauf hin, dass während der Phase des ersten Lockdowns die Krankenhausbehandlungen um ca. 40 Prozent abnahmen. Das betrifft sowohl die Behandlungen von Krebsfällen, aber auch die vieler akuter Erkrankungen. Immer wieder schlagen Ärzte Alarm. Wenn weniger Krebsbehandlungen stattfinden, muss davon ausgegangen werden, dass wir mit mehr Krebstoten rechnen müssen. Das könnten einige Zehntausend sein.[126] Laut AOK sind in der ersten Welle im Vergleich zum Vorjahreszeitraum 16 Prozent weniger Herzinfarkt-Fälle behandelt worden und in der zweiten Welle 13 Prozent weniger.[127] Auch bei der Behandlung von Schlaganfällen zeigte sich zwischen den Kalenderwochen 12 und 21 (16. März bis 24. Mai) ein Rückgang um 13 Prozent gegenüber dem Vorjahreszeitraum und ab dann für den Rest des Jahres um durchschnittlich drei Prozent gegenüber dem Vorjahreszeitraum.

Notfallaufnahmen – das heißt stationäre Aufnahmen ohne Einweisung – bei Kindern bis 14 Jahren waren im Vergleich zum Vorjahr im Jahr 2020 um 21 Prozent reduziert. Gab es die Notfälle alle nicht mehr? Wohl kaum. Sie haben sicherlich zu den Sterbe-Peaks im Jahr 2020 beigetragen.[128]

Soziale Distanz, Einsamkeit und Bewegungsmangel dürften in den Alters- und Pflegeheimen ebenfalls ihren Tribut gefordert haben, ohne dass COVID-19 dazu nötig war.

Am schlimmsten trifft es wie immer die Ärmsten der

Armen. Die Unterbrechung der Tuberkulose-Programme könnte in den nächsten fünf Jahren zu 1,4 Millionen zusätzlichen Todesfällen führen. Die WHO befürchtet Tausende zusätzliche Malariatote.[129]

Die Welthungerhilfe warnt, dass die Zahl der Hungernden weltweit auf eine Milliarde steigen könnte.[130]

Es ist nicht abzustreiten, dass unzählige Tote zu Lasten der restriktiven Corona-Maßnahmen und des ständigen Angst-Schürens gehen.

Was tun wir unseren Kindern an?

Die »Kollateralschäden« betreffen aber nicht nur die »Maßnahmen-Toten« – sie betreffen vor allem unsere Kinder. Kinder sind das höchste Gut einer freien Gesellschaft. Sie haben ein Anrecht darauf, Kind zu sein und sich entfalten zu können. Ist dieses Gut in der »Jahrhundertpandemie«, die gar keine ist, nicht mehr schützenswert?

Was macht es mit unseren Kindern, wenn ihnen erzählt wird, sie könnten Oma und Opa unwissentlich umbringen? Hirnforscher Gerald Hüther rechnet mit schweren neurologischen Schäden. Sage man einem Kind lange genug, es solle Oma nicht umarmen, »dann will es die Oma auch nicht mehr in den Arm nehmen«.[131]

Wie wirkt sich der Lockdown auf die Bildung der nächsten Generationen aus, werden sie alles nachholen können? Am schlimmsten trifft es die Kinder aus sozial schwachen Familien, sie fallen in ihrem Bildungsstand weit zurück. Der endgültige Niedergang vom »Bildungsland« Deutschland?

Dazu sind Schulen für Kinder nicht nur Stätten zum Lernen. Es sind auch wichtige Begegnungsstätten. Direkte Kommunikation kann nie durch digitale ersetzt werden. Doch gerade Letzteres versuchen die Medien uns schmackhaft zu machen. Dabei wirken sich die Schulschließungen katastrophal aus. Kinder verlieren den Kontakt zu Freunden und den Lehrern als Bezugspersonen. Schulschließungen, Home-Schooling, keine Freunde mehr besuchen. Kein Sport zum Ausgleich, keine Jugendtreffs, kein gemeinsames Musizieren. Was macht diese soziale Isolation mit unseren Kindern?

Eine Mutter zitiert ihren elfjährigen Sohn, der sagt: »Weißt du, Mama, wer mir am meisten leidtut: die kleinen Kinder und Babys, die gar nicht wissen, wie das Leben sein kann. Ich hatte ja schon ein schönes Leben.«

Die COPSY-Studie (Corona und Psyche) des Universitätsklinikums Hamburg-Eppendorf (UKE) gibt einen kleinen Eindruck, wie verheerend die psychischen Folgen sein können.[132] Ergebnisse: Acht von zehn der befragten Kinder fühlen sich durch die Lockdown-Maßnahmen belastet. Ihre Lebensqualität hat sich deutlich verschlechtert, viele fühlen sich weniger fit und haben weniger Energie. Bei fast jedem dritten Kind gibt es Hinweise auf psychische Belastungen, zu verzeichnen ist eine Zunahme von Niedergeschlagenheit, Hoffnungslosigkeit, Interessenlosigkeit bis hin zu depressiven Verstimmungen.

Im Februar 2021 wenden sich fast 300 Therapeuten und Psychiater in einem offenen Brief an die Bundesregierung[133]. Sie kritisieren, dass in den politischen Entscheidungen die Bedürfnisse und Rechte von Kindern und Jugendlichen kaum berücksichtigt wurden. Sie warnen davor, dass vermehrt Angststörungen, Depressionen und Schlafstörungen auftreten – die Kinder- und Jugendpsychiatrien seien überlastet.

Triage wegen Corona? Niemals auf den Intensivstationen, wohl aber wegen der Corona-Maßnahmen in den Kinder-Psychiatrien. Im Wiener AKH müssen »leichtere« Fälle frühzeitig entlassen oder abgelehnt werden, um die schweren Fälle mit akuter Suizidgefahr behandeln zu können. Und von diesen schweren Fällen gebe es unter den Kindern seit der Corona-Krise zehn Mal so viele wie zuvor.[134]

Doch die Politik interessiert das nicht. Stattdessen gibt es gute Tipps von der Kanzlerin Angela Merkel für die – durch das ständige hygienische Lüften – eiskalten Klassenzimmer im Winter: Die Kinder sollen »mal eine kleine Kniebeuge« machen oder in die Hände klatschen.

Im Winterlockdown werden Rufe laut, dass die Schulen wieder geöffnet werden müssten. Die Kanzlerin muss sich Vorwürfe anhören, sie würde die Belange von Kindern und Jugendlichen vernachlässigen. »Das lasse ich mir nicht anhängen, dass ich Kinder quäle«, gibt sie Berichten zufolge von sich.[135]

Doch in Wirklichkeit ist es viel schlimmer. Die Kapazitäten der Psychiatrien reichen nicht mehr aus. Immer mehr beschäftigen sich mit dem Gedanken an Selbstmord als letzten Ausweg.[136]

Wofür tun wir unseren Kindern das alles an? Weil wir uns vor einem Killervirus schützen müssen?

»Killervirus« SARS-CoV-2 – Schein oder Sein?

Und wo kam das Virus eigentlich her? Einige Forscher vermuten, das neue Coronavirus könnte von Fledermäusen oder anderen Tieren auf einem Fischmarkt in Wuhan auf den Menschen gesprungen sein. Li-Meng Yan, eine Virologin aus Wuhan, sorgte hingegen für Aufsehen mit ihrer Studie, in der begründet wurde, warum das Virus nicht natürlich entstanden sein konnte.[137]

Der Arzt und Wissenschaftler Steven C. Quay veröffentlichte im Januar 2021 eine fast 200-seitige Auseinandersetzung mit dem Thema, die zum gleichen Schluss kommt.[138] Manche Wissenschaftler halten diese Annahme für durchaus möglich, nur die wenigsten trauen sich allerdings, das öffentlich zu sagen.[139] Denn sollte sich ein Labor-Ursprung bewahrheiten, würde sich die Frage aufdrängen, wie und warum ist es da herausgekommen?

Der Grund für die Annahme eines Labor-Ursprungs ist, dass SARS-CoV-2 Genabschnitte besitzt, die auf natürliche Weise nicht so einfach entstehen können.

Um es zu vergleichen: Das wäre in etwa so, als würden auf einem Feldweg in der unberührten Natur handgefertigte Steinplatten in schöner Anordnung liegen.

Wo nun SARS-CoV-2 hergekommen ist, werden wir möglicherweise nie mit Sicherheit wissen. Wie gefährlich das Virus ist, können wir allerdings heute sehr gut einschätzen.

Zwei Zahlen sind für die Beurteilung der Gefährlichkeit eines Krankheitserregers entscheidend:

1. *Infection fatality rate* (IFR, Infektions-Sterblichkeitsrate) und
2. *Case fatality rate* (CFR, Erkrankungs-Sterblichkeitsrate).

IFR: Anzahl von Todesfällen bezogen auf die Gesamtzahl der Infektionen

CFR: Anzahl von Todesfällen bezogen auf die Zahl der Krankheitsfälle.

Ist die Gesamtzahl von Infektionen hoch und IFR/CFR ebenso, handelt es sich offensichtlich um eine epidemische Lage von nationaler Tragweite. In dem Moment jedoch, in dem weder IFR noch CFR auffallend hoch sind, muss die Lage überdacht werden.

Die Ermittlung von IFR und CFR gestaltete sich als immens schwierig. Früh wurde klar, dass eine große Zahl von Infektionen ohne schwere Symptome verlaufen. Praktisch unlösbar blieb das Problem, verlässliche Zahlen über Krankheitsfälle und Corona-Todesopfer zu ermitteln, weil die Meldungen weltweit auf nicht aussagekräftigen PCR-Test-Ergebnissen beruhten.

Diesen Widrigkeiten zum Trotz setzte sich John Ioannidis daran, die verfügbaren Daten aus 51 Ländern zu analysieren und die jeweiligen IFR zu errechnen. Die Ergebnisse stellten die Sachlage endgültig klar. Sie sind im Oktober-Bulletin 2020 der WHO veröffentlicht.[140]

Die wesentlichsten Punkte zusammengefasst:
1. Die IFR betrug je nach Land und Region 0,0 bis 0,45 Prozent, im korrigierten Mittel 0,23 Prozent entsprechend der Sterblichkeitsrate einer saisonalen Grippe und rund 20-fach niedriger als ursprünglich von der WHO und RKI verkündet.
2. Bei Personen unter 70 Jahren lag die IFR unter 0,1 Prozent, im korrigierten Mittel 0,05 Prozent. Damit lag sie unterhalb dem Niveau der Grippe.
3. Bei Personen über 80 Jahren lag die IFR bei 10 bis 25 Prozent, scheinbar über dem Niveau der Grippe.

Weswegen scheinbar? Weil unbedingt festzuhalten ist, dass bei diesen Daten nirgends zwischen Tod mit oder an dem Virus unterschieden werden konnte. Das heißt: Wären die Todesfälle durch andere Ursachen bedingt – wie bei einem großen Anteil der Patienten über 80 Jahren –, würde die echte IFR entsprechend nach unten zu korrigieren sein. So würde auch hier die IFR in den Bereich von Grippeviren gelangen.

Aber da war doch noch ...? – Häufig getätigte Aussagen

Immer wieder werden von Wissenschaftlern und Politkern mit tatkräftiger Unterstützung der Medien verschiedenste Schreckensmeldungen verbreitet.

Das Krankheitsbild von COVID-19 ist ganz anders als alles, was es vorher gab!

Nein. Die Erkrankung manifestiert sich im Regelfall als Infektion der Atemwege. Häufige Symptome sind Husten, Fieber und respiratorische Symptome. Das einzige halbwegs kennzeichnende Symptom für COVID-19 ist der Geruchs- und Geschmacksverlust, der bei etwa 21 Prozent der Patienten auftritt. Selbst die CT-(Computertomographie)-Befunde sind nicht spezifisch für COVID-19, sondern können auch bei anderen viralen Pneumonien vorliegen.[141]

COVID-19 trifft nicht nur die Alten, auch junge Menschen sterben!

Gerne weisen die Medien darauf hin, dass auch Kinder und Jugendliche an/mit COVID-19 sterben können. Grundsätzlich ist das richtig, aber eben nur sehr, sehr selten. So unendlich traurig es ist, wenn junge Menschen uns viel zu früh verlassen, so bleiben es tragische schicksalhafte Einzelfälle – die immer vorkommen und immer vorkommen werden – ob mit oder ohne Corona. Wenn aber nach gezählten 70.000 mit/an COVID-19 Verstorben gerade mal elf unter 20 Jahren waren – dann ist die Behauptung »es trifft auch die Jungen« absolut irreführend. Am meisten gefährdet sind Menschen im Alter ab 80 Jahren, das sagen die Fakten.[142]

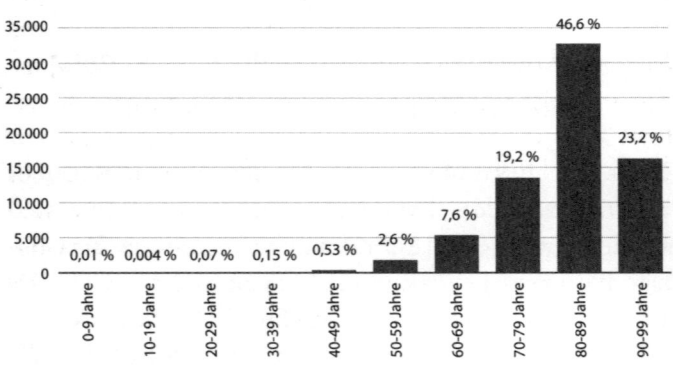

Todesfälle mit/an COVID-19 in Deutschland nach Alter (Stand 02. März 2021)

Quelle: https://de.statista.com/statistik/daten/studie/1104173/umfrage/

todesfaelle-aufgrund-des-coronavirus-in-deutschland-nach-geschlecht/

Manche Menschen sterben, obwohl
sie kerngesund waren!

Da man an den oben genannten Zahlen schwer vorbeikommt, greifen die Medien begierig Einzelschicksalsfälle auf. Immer wieder taucht eine Schlagzeile auf: »Die Geschichte eines jungen C-19-Patienten, der nur knapp *überlebt* hat, obwohl er vorher gesund war!« – Medien leben von negativen Schlagzeilen und Sensationen. Wochen später kommt nicht selten ans Licht, dass der entsprechende Mensch chronische Nierenleiden, Herzprobleme und was sonst noch hatte. Aber warum sollte man das erwähnen? – Das nimmt den Schlagzeilen das Drama. Tatsache ist, dass in Deutschland circa 99 Prozent der COVID-19-Toten mindestens eine Vorerkrankung hatten, die meisten hatten sogar sehr viele Vorerkrankungen.[143]

Um damit die oben gestellte Frage zu beantworten: Ja, es kann sein, dass gesunde Menschen sterben, aber es ist die absolute Ausnahme. Die IFR für unter 70-Jährige liegt bei 0,05 bis maximal einem Prozent, d. h. bei fünf bis zehn pro 10.000 Infizierten. Wenn darunter ein Prozent ohne bekannte Vorerkrankungen ist, schauen wir auf maximal einen Todesfall pro 100.000 Infektionen. Damit rangiert das Virus unter den ungefährlichsten aller Erreger von Lungenentzündungen.[144]

COVID-19 macht furchtbare Langzeitfolgen!

Beachtenswert erfolgreich ist die Panikmache vor möglichen Langzeitfolgen – Stichwort: Long-Covid! Wer bekommt nicht ein ungutes Gefühl, wenn nicht auszudenken ist, was in den nächsten Jahren Schlimmes mit einem passieren könnte, nur weil man einmal einen positiven RT-PCR-Test hatte. Wasser auf die Mühlen eines jeden Hypochonders. Und davon gibt es sehr viele. Nicht umsonst wurde dieser Punkt im Strategiepapier des Bundesinnenministeriums aufgenommen, um die gewünschte »Schockwirkung« in der Bevölkerung zu erzielen.

Dazu hieß es im BMI-Papier[145]: »Folgeschäden: Auch wenn wir bisher nur Berichte über einzelne Fälle haben, zeichnen sie doch ein alarmierendes Bild. Selbst anscheinend Geheilte nach einem milden Verlauf können anscheinend jederzeit Rückfälle erleben, die dann ganz plötzlich tödlich enden, durch Herzinfarkt oder Lungenversagen, weil das Virus unbemerkt den Weg in die Lunge oder das Herz gefunden hat. Dies mögen Einzelfälle sein, werden aber ständig wie ein Damoklesschwert über denjenigen schweben, die einmal infiziert waren.«

Doch was sagen die aktuellen Fakten?

Es gibt Fälle, in denen Patienten noch nach Monaten über Brustschmerzen, Geruchsverlust oder Erschöpfung klagen. Beobachtet werden Langzeitfolgen selbst bei symptomfreier Infektion – etwa Müdigkeit, Gedächtnisprobleme oder Wortfindungsstörungen. Das stimmt.

Grundsätzlich gilt, sehr viele Infektionserkrankungen können Langzeitschäden machen. Da steht COVID-19 nicht alleine da, sondern reiht sich vielmehr ein in eine Reihe anderer Infektionserkrankungen.[146] Bei der Grippe kann es beispielsweise zu einem längerfristig erhöhten Risiko an Herzinfarkten kommen. Dazu kann es zur Kurz- und Langzeit-Beeinträchtigung unseres Gehirns kommen. Beschwerden wie Müdigkeit oder Erschöpfung können für mehrere Monate bis mehrere Jahre nach der Entlassung aus dem Krankenhaus auftreten.[147] Auch bei vielen bakteriellen Infektionen sind Langzeitfolgen bekannt. Bei Scharlach zum Beispiel kann es zu schlimmen Spätfolgen wie rheumatischem Fieber mit Entzündungen der Gelenke und zu Schäden an Herz und Niere kommen. Bei der von Zecken übertragenen Borreliose kommt es oft Jahre bis Jahrzehnte nach dem Zeckenstich zu einer Entzündung des Nervensystems und zu Arthritis. Das sind *Langzeitfolgen.*

Nach einem Jahr Pandemie ist genau genommen nichts Gesichertes bekannt darüber, wie viele SARS-CoV-2 infizierte Menschen »Spätfolgen« entwickeln. Eine britische »Long-COVID«-Studie mit über 4000 PCR-bestätigten Teilnehmern ergab, dass die meisten innerhalb von wenigen Tagen wieder gesund sind, knapp fünf Prozent klagten für acht Wochen über Symptome und gerade mal zwei Prozent der Teilnehmer meldeten Beschwerden über drei Monate hinweg.[148]

Andere Berichte sprechen davon, dass bis zu zehn Prozent der Patienten mit längerfristigen Beschwerden zu tun haben.[149]

Zusammengenommen ist das alles im Bereich des Gewöhnlichen für eine Viruserkrankung der Atemwege.

Die SARS-CoV-2-Viren können alle Organe befallen, selbst das Gehirn!

Ja klar, fast alle Viren kommen in das Gehirn, egal ob Grippe-, Polio- oder Hepatitis-Virus.[150] Es wäre ein Wunder, wenn Coronaviren das nicht könnten. Alle diese Viren sind prinzipiell in der Lage, in unser Gehirn zu gelangen, das kann relativ harmlos sein und in sehr seltenen Fällen kann es schwerwiegende Folgen haben. Für COVID-19 wurden bisher weitgehend Einzelfälle berichtet, die sowohl das Gehirn, aber auch das Nervensystem im restlichen Körper betreffen.[151] Diese und ähnliche Meldungen basieren in erster Linie darauf, dass mittels RT-PCR Erbgut von Viren in anderen Organen gefunden wurde. Schaut man sich die Berichte genauer an, sieht man, dass die Viren in erster Linie da gefunden wurden, wo man sie vermuten würde, in der Lunge. In anderen Organen kann man zwar Spuren von ihnen finden, die allein aufgrund der kleinen Menge keine große Relevanz haben dürften. Dazu kann keiner sagen, ob es sich dabei um intakte Viren handelte oder um Bruchstücke, die zufällig dort gelandet sind.
Aber Organe wie Niere oder Herz zeigen doch Schäden durch COVID-19, es kann sogar zum Versagen zahlrei-

cher Organe kommen? Das kann vorkommen, ja. Aber auch das ist grundsätzlich nichts Ungewöhnliches. Auch bei Grippeviren kommt das immer wieder vor.[152] Wie bei allem anderen auch bestätigen allerdings die Ausnahmen die Regel – nämlich, dass normalerweise nicht viel passiert.

Zusammengefasst: COVID-19 hat sehr viele Ähnlichkeiten zu anderen viralen Atemwegsinfektionen, insbesondere zur Grippe.[153] Ein Sonderstatus ist aufgrund der Datenlage in keiner Weise berechtigt! Auch wenn das Virus über einen sehr ungewöhnlichen Weg Krankheitserscheinungen an entfernten Orten verursachen kann.

Nachschlag für Spezialisten

Das Stachel-Eiweiß von SARS-CoV-2 kann an die kleinsten Zellen in unserem Blut binden, die Blutplättchen, und damit die Blutgerinnung in Gang setzen.[154] Dies könnte zur Bildung von Gerinnseln führen, wie sie tatsächlich in Lungen von verstorbenen Patienten gefunden wurden.[155] Bei ausgiebiger Entstehung führen solche Verschlüsse von Lungengefäßen zur massiven Störung des Gasaustausches. Das klinische Bild ähnelt der »Schocklunge«, die bei schwersten bakteriellen Infektionen (septischer Schock) über den »Zytokinsturm« ausgelöst wird. Das ist sicher unschön, aber die moderne Medizin hat sich seit Jahren mit diesem

Problem auseinandergesetzt und es gibt auch entsprechende Antworten darauf.

Sehr bemerkenswert ist der Umstand, dass überschüssig produzierte, nicht eingebaute Virusstacheln von der Lunge aus in die Blutbahn gelangen können. Es ist theoretisch möglich, dass sie dann die Plättchen aktivieren und es zu Gerinnselbildungen in entlegenen Gefäßen kommt. Außerdem ist bekannt, dass sie an Endothelzellen (das sind Zellen, die die Gefäßwände auskleiden) an fernen Orten binden können, wie beispielsweise in den kleinen Gefäßen der Haut. Das wiederum verursacht einen Angriff des Immunsystems auf die Endothelzellen mit Entstehung von Gefäßschäden.

Wohlgemerkt: Es handelt sich bei diesen Ereignissen *nicht* um einen Virusbefall von anderen Organen. Die Vorgänge werden durch die Stachelproteine allein ausgelöst – in Abwesenheit ganzer Viren.[156] In der Regel sind keine Langzeitschäden zu erwarten.

Mit oder an Corona gestorben?

Ein Totenschein bekommt ein Normalbürger selten zu sehen – und macht sich normalerweise auch keine Gedanken dazu. Für das Ausfüllen gab es jahrelang klare Richtlinien durch die WHO. Die Todesursache ist die Krankheit oder Verletzung, die den Ablauf der tödlichen Ereignisse, die direkt zum Tod führen, eingeleitet hat.[157]

Der Totenschein besteht aus zwei Teilen. Der Teil 2 ist relativ unwichtig. Hier wird eingetragen, was ein Mensch so alles hatte, ohne dass es direkt mit dem Tod zu tun haben muss.

Der Teil 1 ist am wichtigsten, denn hier werden die Ursachen eingetragen, die zum Tod geführt haben. Die Befunde werden dabei von unten nach oben eingetragen. An die oberste Stelle (1a) kommt das Ereignis, das direkt zum Tode geführt hat.

Es wird also unterschieden zwischen der *unmittelbaren Todesursache* (1a) und der *zugrunde liegenden Todesursache* (unterster Eintrag). Letzteres ist die Krankheit, welche die tödliche Kette von Ereignissen ausgelöst hat. Es ist die entscheidende Todesursache.

Oben steht also der Tropfen, der das Fass zum Überlaufen brachte, und unten, was das Fass über die letzten Lebensjahre gefüllt hat. Wurde es bereits bis zum Rand gefüllt, ist der Tropfen *nicht* die Todesursache.

Was wo eingetragen wird, liegt im Ermessen des Arztes. Der Totenschein kann z. B. so aussehen:

Teil 1		ungefähre Zeit zwischen Beginn und Tod
Unmittelbare Todesursache	(a) Akuter Herzinfarkt aufgrund von (oder als Folge davon)	1 Stunde
Zugrunde liegende Ursachen Zustände, die zu der oben genannten Ursache führen	(b) Koronare Herzerkrankung	5 Jahre
	(c) –	

Frage-Antwort-Spiel:

- Was ist jetzt die offizielle Todesursache, (a) der Herzinfarkt? Nein, denn nach Ansicht des Arztes war das Herz so geschädigt, dass der Herzinfarkt nur der letzte Tropfen, aber nicht die zugrunde liegende Ursache war. Richtige Antwort: (b).
- Zweiter möglicher Fall:
  (1a) Lungenentzündung (z. B. durch Bakterien oder Viren wie z. B. Corona)
  (1b) Lungenkrebs
  (1c) –
  Hier wäre die Todesursache wieder *nicht* die am Ende tödliche Lungenentzündung, sondern die Todesursache wäre Krebs. Richtige Antwort: (b).[158]

Wie ist das in Corona-Zeiten? Selbstverständlich ganz anders. Die WHO dreht die Richtlinien um. Wenn SARS-CoV-2 der letzte Tropfen war oder wenn man vermutet, dass die Viren der letzte Tropfen gewesen sein könnten (auch ohne positiven RT-PCR-Test), ist egal, wie voll das Fass vorher schon gefüllt war. Dann ist COVID-19 *immer* als zugrunde liegende Todesursache in den Totenschein einzutragen.

Es heißt im Original: »Ein Todesfall aufgrund von COVID-19 darf *nicht* auf eine andere Erkrankung (z. B. Krebs) zurückgeführt werden. COVID-19 sollte als *zugrunde liegende Todesursache* für *alle* Verstorbenen eingetragen werden, bei denen die Krankheit den Tod verursacht hat oder vermutlich verursacht hat oder zum Tod beigetragen hat.«[159]

Alles andere, was die Verstorbenen hatten und was vor Corona durchaus als ursächliche Todesursache gewertet werden konnte (Herzkrankheiten, Diabetes etc.), soll in Corona-Zeiten in den unbedeutenden Teil 2 des Todesscheins verbannt werden.

Zur Erinnerung: In den USA hatten 94 Prozent der »COVID-19-Toten« mindestens eine, oft mehrere zum Teil massiv schwere Grunderkrankungen.

Doch so bekommt man – durch eine geänderte Definition – COVID-19-Todesfälle ohne Ende.

Da es für Ärzte oft auch gar nicht eindeutig ist, woran ein Mensch gestorben ist, steht COVID-19 bei jedem Verdachtsfall auf dem Totenschein, selbst wenn der RT-PCR-Test fünfmal negativ war. Wenn er positiv war, natürlich sowieso.

Allerdings sagt die WHO auch, wenn ganz klar ausgeschlossen werden kann, dass die zugrunde liegende Ursache eine andere war (z. B. Autounfall, Herzversagen), dann sind es keine COVID-19-Toten. Immerhin.

Und immerhin war in England auf knapp 30 Prozent der Totenscheine COVID-19 *nicht* als zugrunde liegende Ursache angegeben, sagt das Zentrum für evidenzbasierte Medizin.[160] Schauen wir auf die Zahlen aus Bayern, sehen wir, dass hier bei knapp 20 Prozent der verzeichneten »COVID-19-Toten« definitiv ein Tod an COVID-19 ausgeschlossen werden konnte.[161]

Man muss also davon ausgehen, dass bei einem nicht unerheblichen Anteil der sogenannten »COVID-19-Toten" COVID-19 nicht mal ansatzweise in Betracht kam. Dazu kommt der Anteil an Todesopfern, bei denen die SARS-CoV-2-Infektion vielleicht nur zum Tode beigetragen hat oder gar nur vermutet wurde. Wie hoch wird der Anteil sein? Man weiß es nicht. Es ist aus den aktuellen Studien nicht ersichtlich. Das könnten höchstens die Pathologen herausfinden – wenn überhaupt.

Trotzdem finden sich in den Schlagzeilen immer wieder Berichte, die behaupten: Die Mehrheit der COVID-19-Opfer ist tatsächlich auch an COVID-19 gestorben.[162]

Worauf beruhen diese Aussagen? Tatsächlich gibt es Veröffentlichungen, die zu diesem Ergebnis kommen, zum Beispiel eine der Berliner Charité. In so einer Studie wurden 26 Verstorbene untersucht, die allerdings allesamt klinisch schwere COVID-19-Fälle waren – da wundert es niemanden, dass sie auch daran gestorben sind.[163]

Es stellt sich also immer die Frage, wer obduziert

wird. Am Ende können auch die Pathologen oft nur Vermutungen über die tatsächliche Todesursache machen. Bei multimorbiden Menschen liegen oft unzählige Schäden vor, deren Ursachen häufig nicht einfach und eindeutig zu bestimmen sind. Eine typische »Corona-Lunge« gibt es nicht, wie diese aussieht, hängt u. a. von den unterschiedlichen Therapien (invasive Beatmung) ab. Eine Lungenentzündung (Pneumonie) festzustellen, die Lungenentzündungen durch andere Krankheitserreger nicht unähnlich ist und oft von vielen anderen Erkrankungen überlagert wird – ohne dabei überhaupt zu prüfen, ob bzw. welche anderen Krankheitserreger (Mycobakterien, Chlamydien, andere Coronaviren, Grippeviren etc.) mitgemischt haben könnten –, hilft nur begrenzt weiter.

»Mortui vivos docent« (»Die Toten lehren die Lebenden«) – dieses Prinzip ist sehr wichtig. Doch ob sie uns am Ende die Frage beantworten werden, wie viele Menschen tatsächlich an oder mit COVID-19 gestorben sind, sei dahingestellt.

Zur Frage der Immunität gegen COVID-19

Für einen gesunden Menschen ist es gar nicht so »einfach«, an COVID-19 zu sterben – da gibt es nämlich noch so etwas wie unser »Immunsystem« …

Immer wieder befeuerte die Behauptung, das Virus sei viel schlimmer als die Grippe, da unser Immunsystem das neue Virus nicht kennt und unser Körper dem Angriff schutzlos ausgeliefert ist, die Ängste der Menschen. Wirksame Medikamente gäbe es nicht. Deshalb kann nur eine Impfung die Rettung sein.

Betrachten wir diesen Punkt etwas genauer.

Zunächst ein kleines Frage-Antwort Spiel.

- *Frage: Ist SARS-CoV-2 wirklich ein völlig neues Virus mit unbekannten Eigenschaften?*
  Antwort: Coronaviren unterliegen einem stetigen Wandel – wie auch Grippeviren. Es entstehen laufend neue Varianten. Wenn ein Kind geboren wird, kommt ein neuer Mensch zu uns. So gesellen sich neue Virusvarianten zur globalen Gesellschaft. Sich darüber aufzuregen, ist tö-

richt. Aufpassen sollte man selbstverständlich, wenn sich eine Variante auffällig verhält – wie beim ersten SARS-Virus, das tatsächlich tödlicher war als herkömmliche Coronaviren (Todesrate circa 10 Prozent). Oder wie bei MERS (Todesrate circa 30 Prozent).

- *Frage: Ist die Behauptung, SARS-CoV-2 hätte unbekannte, wohl besonders tückische Eigenschaften also nicht wirklich begründet?*
  Antwort: Genauso ist es. Bislang spricht nichts dagegen. SARS-CoV-2 gehört zur Familie der beta-Coronaviren und teilt zahlreiche Gemeinsamkeiten mit dem ein oder anderen Mitglied, z. B. Bindung an den gleichen Rezeptor.

- *Frage: Grippeviren binden an andere Rezeptoren? Werden deswegen unterschiedliche Bereiche unserer Atemwege von den beiden Viren befallen?*
  Antwort: Eine hochinteressante Frage! In der Tat: Grippeviren binden an andere Rezeptoren. Und in der Tat: Die beiden Viren befallen unterschiedliche Regionen der Atemwege. Coronaviren machen es sich vorrangig im Nasen-Rachenraum gemütlich, wo sich Grippeviren nicht so gut einnisten können. Erst wenn es den Viren gelingt, in Bronchien und Lunge zu kommen, geht es mit der Grippe los – dann aber richtig. Schlagartig und heftig, bei Jung und Alt, kommt Fieber mit Schüttelfrost, Husten, Luftnot.

● *Frage: Also sitzen die Rezeptoren für Grippeviren nur in den unteren Regionen?*

Antwort: Nein, überraschenderweise nicht – die Rezeptoren für beide Viren sitzen durchgehend im oberen und unteren Atemtrakt. Aber es gibt einen möglichen Grund, warum Grippeviren »oben« nicht so erfolgreich an die Zellen andocken können wie Coronaviren. Die Nasen-Rachenschleimhaut bildet Schleim, der Riesenmengen an löslichen Grippevirus-Rezeptoren enthält. Die löslichen Rezeptoren könnten die Viren abfangen und auf diese Weise ihrer Bindung an die Zellen entgegenwirken. Schleim enthält dagegen keine löslichen Coronavirus-Rezeptoren. Daher können diese Viren die Zellen im Nasen-Rachenraum ungehindert befallen. Nicht zufällig gehören sie mit den Rhinoviren zu den häufigsten Erregern von banalen Schnupfen.[164]

● *Frage: Wenn SARS-CoV-2 in erster Linie klinisch unbedeutende Infektionen des Nasen-Rachenraums verursacht, wo kommen das Immunsystem bzw. die angeblich tödliche Lücke im Immunsystem überhaupt ins Spiel?*

Antwort: Die Abwesenheit von Entzündungszeichen bedeutet, dass Immunzellen nicht in einen dramatischen Kampf verstrickt sind. Ob das Immunsystem das »neue« Virus erkennen kann oder nicht, ist völlig belanglos. Dabei besteht durchaus die Möglichkeit, dass das Immunsystem die Chance nutzt, das Virus in Ruhe »kennenzulernen« und die »Immunlücke« zu schließen. Dazu setzt es sich unaufgeregt mit dem Virus auseinander. Die verschiedenen Komponenten der Immunabwehr trainieren und machen sich stark für den Ernstfall – wenn beispielsweise die Viren doch die Lunge erreichen. Das passiert alles im Hintergrund. Man bleibt gesund und merkt nichts von der Trainingsrunde.

● *Frage: Und wenn die Lunge doch erreicht wird?*
Antwort: Dann kommt auf jeden Fall das Immunsystem ins Spiel und löscht die Brände. Die Virusfabriken werden dann zerstört – aber diesen Verlust an eigener Substanz verkraftet der gesunde Körper in aller Regel. Lebensgefährlich wird es fast ausschließlich bei Menschen mit Vorerkrankungen.

Wovon hängt die Immunität gegen Coronaviren ab?

Das Virus bindet über Oberflächen-Eiweiße (die »Spikes«), die bestimmte Moleküle (Rezeptoren) auf unserer Zelle erkennen. Bildlich kann der Vorgang mit dem Fassen von Türgriffen (Rezeptoren) durch Virushändchen (Spikes) verglichen werden. So verschaffen sich die Viren Zutritt in die Zellen, wo sie vermehrt werden. Die Nachkommen werden freigesetzt und können andere Zellen infizieren.

Die Immunität gegen Coronaviren beruht auf zwei Säulen:

1. Antikörper und
2. spezialisierten Zellen des Immunsystems, sogenannten »Helfer-Lymphozyten« und »Killer-Lymphozyten«.

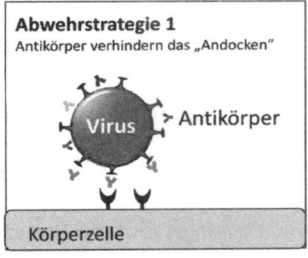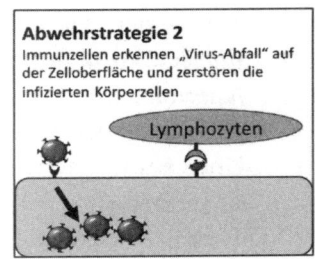

Quelle: Bhakdi/Reiss

Wenn ein Virus in den Körper eindringt und eine Krankheit verursacht, reagiert das Immunsystem mit der Mobilisierung dieser Verteidigungsarme. Beide sind darauf trainiert, das eindringende Virus spezifisch zu erkennen, und Lymphozyten sind mit der Gabe des Langzeitgedächtnisses ausgestattet.

Antikörper
Es werden viele verschiedene Antikörper erzeugt, die jeweils einen winzigen Teil des Virus spezifisch erkennen. Nur die Antikörper, die die »Hände« des Virus binden, bieten Schutz, da sie verhindern können, dass das Virus die Türgriffe erfasst. Klassische Virusimpfstoffe sollen

unser Immunsystem dazu bringen, solche Antikörper zu produzieren. Vielfach wird angenommen, dass Immunität gegen das Virus dadurch erlangt wird.

An dieser Stelle müssen jedoch drei Punkte hervorgehoben werden:

1. Wenn Sie auf SARS-CoV-2-Antikörper getestet wurden und nichts gefunden wurde, bedeutet dies nicht, dass Sie nicht infiziert waren. Die Stärke der Antikörperbildung korreliert häufig mit der Ausprägung der Erkrankung. Leicht verlaufende Infektionen des Nasen-Rachenraums und auch der Bronchien können durchaus mit einer kaum nachweisbaren Antikörperproduktion einhergehen.

2. Wenn Antikörper gefunden werden, bedeutet dies nicht, dass Sie immun sind. Gegenwärtige immunologische Tests können schützende Antikörper (gegen die »Hände« des Virus) nicht selektiv nachweisen. Andere Antikörper zeigen sich gleichzeitig. Die Tests können also keine verlässliche Information über den »Immunstatus« eines Individuums liefern.

3. Das Ergebnis einer Begegnung zwischen »schützenden« Antikörpern und dem Virus ist nicht »schwarz oder weiß«, kein »jetzt oder nie«. Zahlenverhältnisse sind entscheidend wichtig. Eine Mauer aus schützenden Antikörpern könnte in einer günstigen Situation einen Angriff abwehren – z. B. wenn jemand aus der Ferne hustet. Der Angriff verstärkt sich, wenn die Person näher herankommt. Die Waage beginnt zu kippen. Eini-

ge Viren können nun die Barriere überwinden und in die Zellen gelangen. Wenn der Husten aus nächster Nähe kommt, wird der Kampf einseitig und endet mit einem schnellen Sieg für das Virus.

Eine »erfolgreiche« Impfung und Produktion von angeblich schützenden Antikörpern kann Immunität gegen eine Infektion niemals garantieren. Zu diesem Umstand kommen zwei weitere schwer belastende Tatsachen.

Erstens sinkt die Antikörperproduktion nach jeder Impfung nach relativ kurzer Zeit (Monaten) spontan ab.

Zweitens und entscheidend: Das Vorhandensein von Antikörpern im Blut sagt nichts aus über das Vorhandensein auf der anderen Seite der Münze – dort, wo die Viren über den Luftweg in die Lungenzellen eindringen. Dort gibt es viel weniger Antikörper! Die Schutzmauer kann nicht mehr als hauchdünn sein.

Zwei Schlussfolgerungen sind zwingend:

1. Einen Antikörper-basierten »Immunstatus« zu erheben macht keinen Sinn.

2. Die Erfolgsaussichten für eine Impfung sind von vornherein kaum vorhanden.

Lymphozyten

Was passiert, nachdem das Virus in Lungenzellen gelangt ist? Die Geschehnisse wurden in umfangreichen Tierversuchen für das ursprüngliche SARS-Virus aufgeklärt. Der zweite Arm des Immunsystems greift dann ein. Lymphozyten kommen am Tatort an. Helferzellen werden aktiviert und regen ihrerseits ihre Partner, die

Killer-Lymphozyten, an.[165] Diese greifen die virusbefallenen Zellen an und töten sie.

Die Fabrik wird zerstört, das Feuer gelöscht. Husten und Fieber verschwinden.

Wie können Killer-Lymphozyten wissen, welche Zellen angegriffen werden sollen? Mit einfachen Worten: Stellen Sie sich eine infizierte Zelle als eine Fabrik vor, die die Virusteile produziert und zusammenbaut. Dabei fallen Abfallprodukte an, die von der Zelle auf geniale Weise entsorgt werden: Sie transportiert sie heraus und stellt sie vor die Tür. Die patrouillierenden Killerzellen sehen den Müll und gehen zum Angriff über.

Über diesen zweiten Arm unseres Immunsystems wird bislang kaum gesprochen, aber er ist wahrscheinlich von entscheidender Bedeutung für die Abwehr gegen Coronaviren – viel mehr als Antikörper, die eine eher wackelige erste Verteidigungslinie bilden. Wesentlich dabei ist die Tatsache, dass Abfallprodukte von verschiedenen Coronaviren einander ähneln. Es besteht also eine hohe Wahrscheinlichkeit, dass Killer-Lymphozyten, die den Abfall eines Virus erkennen, auch Zellen angreifen werden, in denen andere Coronaviren produziert werden.

Würde dies also eine gegenseitige Immunität bedeuten? Im Prinzip ja. Mutationen von Coronaviren finden in sehr kleinen Schritten statt. Schützende Antikörper und Lymphozyten gegen Typ A sind daher auch gegen Nachkommen Aa recht wirksam. Wenn B vorbeikommt und nicht so gut erkannt wird, kann eine neue Erkältung die Folge sein. Danach erweitert sich der Immunstatus auf A, Aa, B und Bb.

Der Umfang der Immunität wird mit jeder neuen Infektion also größer. Und Lymphozyten sind mit einem Langzeitgedächtnis ausgestattet.

Wer erinnert sich nicht an das erste Jahr seines Kindes im Kindergarten? Oh nein, nicht schon wieder, hier kommt die x-te Erkältung mit laufender Nase, Husten und Fieber. Das Kind ist den ganzen langen Winter über krank! Zum Glück wird es im zweiten Jahr besser und im dritten Jahr werden vielleicht nur ein oder zwei Erkältungen auftreten. So baut sich in unseren ersten Lebensjahren eine grundsolide immunologische Basis auf, die eine friedliche Koexistenz mit den zahllosen Coronaviren auf der Welt ermöglicht.

Was bedeutet »Immunität gegen Corona« wirklich?

Bedeutet »immun«, dass wir überhaupt nicht infiziert werden? Nein, es bedeutet, dass wir nicht ernsthaft krank werden.

Und nicht krank werden beruht nicht allein auf der Verhinderung einer Infektion durch Antikörper, sondern vor allem auf dem »Löschen des Brands«, wenn die tieferen Atemwege – vor allem die Lunge – erreicht werden. Wenn eine neue Virus-Variante erscheint, können sich viele Menschen infizieren, aber da die Brände schnell gelöscht werden, werden sie nicht ernsthaft krank. In relativ wenigen Fällen kommt es zu Flächenbränden – eine schwere Erkrankung ist dann die Folge. Aber solange keine andere Krankheit mitmischt, wird das Immunsystem in der Regel letztendlich obsiegen. Infektionen mit Coronaviren sind deswegen fast nur für Menschen mit bereits bestehenden Vorerkrankungen der Tropfen, der das Fass zum Überlaufen bringt.

Dies ist der Grund, warum die meisten Corona-Infektionen einen milden Verlauf nehmen und warum nach Ablauf einer Epidemie keine zweite und gar schlimmere Welle folgen wird. Eine »zweite« oder gar »dritte« Welle kann nur laborbefeuert, also ohne echte medizinische Grundlage (schwere Erkrankungen, Todeswellen), zustande kommen.

Warum enden die jährlichen Corona-Epidemien im Sommer? Eine Spekulation. Über 50 Prozent der nordeuropäischen Bevölkerung leiden in den dunklen Wintermonaten an Vitamin-D-Mangel. Möglicherweise sind die Wiederauffüllung der Vitamin-D-Speicher durch Sonnenschein und die Verlagerung von Aktivitäten ins Freie einfache wichtige Gründe.

Was passiert mit dem Virus nach einer Epidemie? Verschwindet es aus dem Land? Nein. Es schließt sich seinen Verwandten an und kreist mit ihnen weiter in der Bevölkerung. Infektionen treten gelegentlich auf, aber die meisten bleiben kaum bemerkt. Hin und wieder bekommt jeder seine Sommergrippe. So ist das Leben und es war immer so.

Kann mit SARS-CoV-2 ein ähnliches Muster erwartet werden? Die Autoren glauben, dass wir genau das gesehen haben. 85 bis 90 Prozent der SARS-CoV-2-positiven Personen wurden nicht schwer krank. Höchstwahrscheinlich verblieben die Viren im Nasen-Rachen-raum. Wenn sie tiefer gerieten, löschten die Lymphozy-ten die Brände rechtzeitig, sodass die Virusproduktion nicht aus den Fugen geriet. Ganz einfach gesagt: Die neue Virusvariante konnte in der Tat fast jeden infizie-ren. Die Immunität war jedoch aufgrund des Vorhan-denseins von Lymphozyten, die das Virus kreuzerkann-ten, bereits weit verbreitet.

Gibt es Beweise dafür, dass Lymphozyten von nicht exponierten Personen SARS-CoV-2 kreuzerken-nen? Ja. In einer deutschen Studie wurden Lymphozy-ten aus 185 Blutproben, die zwischen 2007 und 2019 entnommen wurden, auf Kreuzerkennung von SARS-CoV-2 untersucht. Positive Ergebnisse wurden in nicht weniger als 70 bis 80 Prozent gefunden und dies galt sowohl für Helfer- als auch für Killer-Lymphozyten[166]. Eine US-Studie mit Lymphozyten von 20 nicht expo-nierten Spendern berichtete in ähnlicher Weise über das Vorhandensein von Lymphozyten, die mit dem neuen Virus kreuzreaktiv waren.[167] In beiden Studien sowie in einer weiteren aus Schweden[168] wurde festgestellt, dass alle SARS-CoV-2-Infektionen – auch mit mildesten Verläufen – eine bemerkenswert breite und starke An-regung der zuständigen T-Lymphozyten bewirkte. Wir sehen in diesem Befund den klaren Hinweis dafür, dass es sich um einen Booster-Effekt handelt – ähnlich wie eine Auffrischimpfung. Das heißt, die kreuzreaktiven T-Zellen waren schon vorhanden und wurden durch die Infektion sofort stark aktiviert.

Könnte die Idee getestet werden, dass Lymphozy-ten die Kreuzimmunität gegen SARS-CoV-2 vermit-

teln? Das von uns vorgestellte Konzept der Lymphozy-ten-vermittelten Hintergrundimmunität ergibt sich aus der Integration der neuesten wissenschaftlichen Daten (vgl. Anm. 148 bis 151) in den etablierten Kontext der Immunität des Wirts gegen Virusinfektionen. Die Idee kann tatsächlich auf die Probe gestellt werden. So wur-den in einer Studie Affen mit SARS-CoV-2 infiziert.[169] Obwohl alle Tiere das Virus ausschieden, wurde kein einziges schwer krank. Kleinere Veränderungen in der Lunge wurden bei zwei Tieren gefunden, was die Tat-sache unterstreicht, dass eine kräftige Produktion des Virus stattgefunden hatte.

Im Wesentlichen wiederholten diese Ergebnisse das, was bei gesunden Menschen beobachtet wurde. Es dürfte unschwer zu prüfen sein, ob Lymphozyten die Träger der Immunität bei den Tieren sind.

Impfen oder nicht impfen, das ist die Frage

Die Entwicklung von Impfstoffen gegen gefürchtete Krankheiten wie Pocken, Diphtherie, Tetanus und Poliomyelitis war ein wichtiger Wendepunkt in der Geschichte der Medizin. Es folgten Impfungen gegen eine Reihe weiterer Krankheiten, die heute zum Standardrepertoire der Präventivmedizin gehören. Impfungen retten Menschenleben, allerdings funktionieren sie nicht für alle Erkrankungen und sind auch nicht immer sinnvoll.

Wie sieht es für COVID-19 aus?

Anfang Juni 2020 hat das Bundesfinanzministerium die Eckpunkte eines Konjunkturprogramms zu den Corona-Folgen veröffentlicht, in dem unter Punkt 53 zu lesen ist[170]: »Die Corona-Pandemie endet, wenn ein Impfstoff für die Bevölkerung zur Verfügung steht.«

Dieser Satz ist, wie bereits weiter vorne erwähnt, in mehrfacher Hinsicht erstaunlich. Eigentlich oblag es bislang der WHO, eine Pandemie auszurufen bzw. zu beenden, und nicht der Bundesregierung. Eigentlich war die Definition einer Pandemie – anders. Man fragt sich, was das bedeuten soll. Sollen wir in Deutschland weiter Abstand halten und Masken tragen, nur weil irgendwo in Südamerika die Infektionszahlen vielleicht gerade steigen? Dazu gibt es viele schlimme Infektionen, für die trotz jahrzehntelanger Forschung bis heute kein funktionierender Impfstoff zur Verfügung steht. Was, wenn das für COVID-19 auch der Fall sein sollte?

Doch schauen wir uns genauer an, ob ein globales Impfprogramm erforderlich und sinnvoll ist, um die Coronakrise zu beenden. Diese Frage ist so wichtig, dass eine Debatte dringend geführt werden muss, um einen globalen Konsens über drei grundlegende Punkte zu erzielen.

1. Wann ist die Entwicklung eines Impfstoffs erforderlich?

   Wir denken: wenn eine Infektion bei gesunden Personen regelhaft zu schweren Erkrankungen und deren Folgen führt. Dies ist bei SARS-CoV-2 nicht der Fall.

2. Wann wäre eine Massenimpfung *nicht* sinnvoll?

3. Wir denken, dass eine Massenimpfung nicht sinnvoll ist, wenn ein Großteil der Bevölkerung bereits ausreichend vor einer schweren Erkrankung gefeit ist. Dies ist bei SARS-CoV-2 der Fall.

4. Wann wird eine Impfung erfolglos sein?

5. Wir gehen davon aus, dass eine Impfung fehlschlagen wird, wenn ein Virus sich ständig verändert und wenn hohe Infektionsdosen erreicht werden.

Die Autoren vertreten daher die Ansicht, dass ein globales Impfprogramm bei SARS-CoV-2 keinen Sinn macht und von vornherein zum Scheitern verurteilt ist. Die Risiken sind unüberschaubar, ein möglicher Nutzen nicht ersichtlich.

Viele Experten warnen eindringlich vor der überstürzten Entwicklung von COVID-19-Impfstoffen.[171] Dennoch findet ein hektisches Wettrennen um die Impfstoffentwicklung statt. Derzeit gibt es nicht weniger als 150 COVID-19-Impfstoffkandidaten,[172] von denen sich einige bereits in fortgeschrittenen klinischen Studien befinden. Hauptziel einer Impfung ist die Anregung der Bildung von schützenden Antikörpern gegen das Bindeprotein des Virus.[173]

Vier Hauptstrategien werden verfolgt:

1. *Inaktivierte oder abgeschwächte Ganzvirus-Impfstoffe.* Inaktivierte Impfstoffe erfordern die Produktion großer Mengen des Virus, die in Hühnereiern oder in immortalisierten Zelllinien gezüchtet werden müssen. Es besteht immer das Risiko, dass eine Viruscharge gefährliche Kontaminanten enthält und schwerwiegende Nebenwirkungen hervorruft. Darüber hinaus besteht die Möglichkeit, dass die Impfung den Verlauf einer nachfolgenden Infektion paradoxerweise verschlechtert,[174] wie dies in der Vergangenheit bei anderen Impfungen beobachtet wurde.[175] Abgeschwächte Impfstoffe enthalten replizierende Viren, die ihre Fähigkeit verloren haben, Krankheiten zu verursachen. Das klassische Beispiel war der orale Polio-Impfstoff, der jahrzehntelang verwendet wurde, bevor in Afrika tragi-

sche Polio-Ausbrüche auftraten, die nicht durch Wildviren, sondern durch den oralen Impfstoff verursacht wurden.[176]

2. *Proteinimpfstoffe.* Diese enthalten das Virus-Spike-Protein oder Fragmente davon. Die Beimischung von Immunstimulatoren (Adjuvantien), die schwerwiegende Nebenwirkungen verursachen können, ist immer erforderlich.[177]

3. *Genbasierte virale Vektoren.* Das relevante Corona-Gen wird in das Gen eines Trägervirus (Vektor) eingebaut. Das Trägervirus infiziert dann unsere Zellen. Replikationsdefekte Vektoren können ihr Genom nicht vermehren und liefern nur eine Kopie des Coronavirus-Gens in die Zelle. Um die Wirksamkeit zu erhöhen, sind Versuche unternommen worden, replikationskompetente Vektoren herzustellen. So ist der Ebola-Impfstoff rVSV-ZEBOV entstanden, der auch an Menschen getestet wurde. Dabei wurden bei mindestens 20 Prozent der Impflinge schwerwiegende Nebenwirkungen festgestellt.[178]

4. *Genbasierte DNA und mRNA-Impfstoffe.* In diesen Fällen wird das virale Gen entweder in Form ringförmiger DNA (Plasmid) eingefügt oder das Gen wird direkt als mRNA in Zellen gebracht.

Eine Gefahr von Impfstoffen auf DNA-Basis ist ein Einbau (Insertion) in das Zellgenom.[179] Diese sogenannte »Insertionsmutagenese« ist ein seltenes Ereignis. Aber sehr seltene Ereignisse können rasch Bedeutung erlangen, wenn die Zahl der Chancen entsprechende Dimensionen erreicht – wie bei der Massenimpfung. Erfolgt die Insertion in Zellen des Fortpflanzungssystems, wird die veränderte genetische Information von Mutter auf Kind übertragen. Weitere Gefahren von DNA-Impfstoffen sind die Produktion von Anti-DNA-Antikörpern und Autoimmunreaktionen.[180]

Bislang geäußerte Sicherheitsbedenken im Zusammenhang mit mRNA-Impfstoffen umfassen systemische Entzündungen und mögliche toxische Wirkungen.[181]

Eine ganz neue, immense Gefahr von allen genbasierten Impfstoffen tritt jedoch aufgrund der jüngsten immunologischen Erkenntnisse jetzt in den Vordergrund. Die Produktion jedes Virusproteins wird unmittelbar oder mittelbar vergesellschaftet sein mit dem Erscheinen von Abbauprodukten auf der Außenseite von Zellen, die dadurch für einen Angriff durch Killer-Lymphozyten erkennbar gemacht werden. Nun steht fest, dass die meisten gesunden Menschen bereits Killer-Lymphozyten haben, die solche SARS-CoV-2-Produkte (Peptide) erkennen.[182] Es muss also davon ausgegangen werden, dass Autoimmunangriffe auf die markierten Zellen stattfinden. Das kann tragische Folgen haben.

Kein genbasierter Impfstoff hatte je zuvor die Zulassung für den menschlichen Gebrauch erhalten und die vorliegenden Corona-Impfstoffe wurden nicht ausreichend präklinischen Tests unterzogen, wie dies normalerweise durch internationale Vorschriften vorgeschrieben ist. Dementsprechend hat die FDA – und im Gefolge die EU – die Zulassung der genbasierten Impfstoffe im Prinzip als Notzulassung deklariert, wodurch klinische Studien gestartet werden dürfen, ohne dass die bisher obligatorische Umweltverträglichkeitsprüfung für die eingesetzten gentechnisch veränderten Organismen (GVOs) abgeschlossen sein muss. Das gilt auch für die Herstellung der Impfstoffe, die GVOs enthalten.[183]

Deutschland, dessen Bevölkerung die genetische Manipulation von Lebensmitteln weitgehend ablehnt, steht plötzlich – mit breiter Zustimmung von Politik und Gesellschaft – an vorderster Front der Entwicklung und Einführung von genbasierten Impfstoffen. Mit Gesetzen und Sicherheitsbestimmungen wurde auf eine Weise umgegangen, die unter normalen Umständen niemals möglich gewesen wäre. Grundlage dafür bildet das geänderte Infektionsschutzgesetz.

Der Impfrausch

Muss gut Ding Weile haben? Für die Entwicklung von Impfstoffen galt bislang das kategorische, das imperative *Ja!*. Und das absolut zu Recht. Denn Impfungen können Leben retten. Aber keine Impfung kann vollkommen sein. Nebenwirkungen können nie gänzlich ausgeschlossen werden.

Impfstoffe erfüllen zwei wichtige Voraussetzungen:
1. Der Impfstoff muss Schutz gegen eine schwere/ lebensbedrohliche Krankheit oder gar den Tod bieten;
2. Schwere und Häufigkeit von Nebenwirkungen müssen im erträglichen und verantwortbaren Rahmen sein.

Insgesamt muss der Nutzen für die eigene Gesundheit und für die Gesellschaft sehr viel höher sein als das Risiko. Das klingt logisch, oder? Und es stimmt auch! Wer würde sich gegen Husten – Schnupfen – Heiserkeit impfen lassen, wenn er dafür ein unberechenbares Risiko auf schlimme Nebenwirkungen eingehen würde?

Dazu muss nicht jede Impfung für jeden Menschen sinnvoll sein. Wer in Deutschland lebt, braucht keine Impfung gegen Gelbfieber, das hier nicht vorkommt.

Nun wissen wir inzwischen, dass COVID-19 eine klar definierbare Risikogruppe gefährdet: Menschen über 70 Jahre mit Vorerkrankungen, die ein relativ hohes Risiko haben, schwer zu erkranken und zu versterben.[184]

Für diese Menschen könnte eine Impfung Sinn machen. Die Wirksamkeit und die möglichen Gefahren müssten aber besonders sorgfältig geprüft werden. Die durchgeführten Studien haben jedoch laut eigener, für jeden abrufbarer Angaben genau diese Gruppe von älteren Menschen mit ernsten Vorerkrankungen weitgehend ausgeschlossen.[185]

Ausnahme: Killer-Coronavirus?

Mitte Oktober 2020 sagte RKI-Präsident Lothar Wieler beim Fernsehsender Phoenix: »Wir gehen alle davon aus, dass im nächsten Jahr Impfstoffe zugelassen werden. Wir wissen nicht genau, wie die wirken, wie gut die wirken, was die bewirken, aber ich bin sehr optimistisch, dass es Impfstoffe gibt.« Da hat er mit allem recht gehabt. Die genbasierten Impfstoffe sind da und werden massenweise verabreicht – dabei wissen wir nicht, ob sie wirken, wie gut sie wirken, was sie bewirken. Selbstverständlich liegen inzwischen viele Daten vor, nur leider sind sie nicht aussagekräftig. Deshalb gab es auch keine klassische Zulassung in der EU, sondern lediglich eine »bedingte Zulassung«.[186] In den nächsten zwei Jahren soll überprüft werden, ob Nutzen oder Risiko größer ist. Jeder Mensch, der sich jetzt impfen lässt, ist Teil dieses riesigen Experiments. Allerdings ohne jegliche Haftung seitens der Hersteller des Impfprodukts. Denn bei Notimpfungen kann von den Herstellern nichts garantiert werden – im Falle eines Falles, bis zum Tode, stehen sie bezüglich der Haftung außen vor.

Dabei wäre gerade für völlig neuartige, genbasierte Impfstoffe wie die mRNA-Impfstoffe gegen Corona die Überprüfung möglicher Risiken im besonderen Maße zu fordern, denn nach gegenwärtigem wissenschaftlichem Stand wären mannigfaltige schwere Nebenwirkungen denkbar.[187]

Umso erstaunlicher, dass aussagekräftige Studien zur Wirksamkeit und Sicherheit dieser neuartigen Impfstoffe, die von den europäischen Regierungen für die Bevölkerung in riesigen Mengen vorbestellt wurden, gar nicht existieren. Das geht auch nicht in der kurzen Zeit. Im Warp-Speed-Rennen um die höchst lukrative Notzulassung waren drei Pharmaunternehmen an vorderster Front: AstraZeneca (Vektorimpfstoff auf Basis eines Adenovirus), Biontech/Pfizer (mRNA) und Moderna (mRNA). Am 21. Dezember 2020 hat die EU-Kommission den Impfstoff von Biontech/Pfizer zugelassen, kurz darauf, am 6. Januar, folgte die Genehmigung des Moderna-Impfstoffs und am 29. Januar erhielt AstraZeneca die EU-Zulassung. Während die sorgfältige Prüfung eines neuen Impfstoffs früher mindestens sieben bis zehn Jahre dauerte, wurde das Ganze jetzt auf Monate verkürzt.

Einige sagen: Es wurde ja besonders viel Geld investiert und mit vielen Menschen daran gearbeitet – deshalb war es möglich. Funktioniert nicht. Stellen Sie sich vor, Sie gehen zu Ihrem Pizzabäcker und sagen ihm: Nimm dir zwei Kollegen dazu, ich zahle euch den doppelten Preis – und dafür hätte ich gerne meine Pizza in zwei Minuten fertig auf dem Tisch. Funktioniert nicht. Gut Ding will Weile haben.

Einige behaupten auch, es ginge trotzdem, weil man schon so viel über Corona-Impfungen aus der SARS- und MERS-Forschung gelernt hätte. Dazu sollte man wissen, dass trotz jahrzehntelanger Forschung alle diese Impfprojekte gescheitert sind. Das ist das, was man daraus lernen könnte.

Können in dieser kurzen Zeit dann überhaupt verlässliche Daten auf dem Tisch liegen, sodass die Bevölkerung zwischen Risiko und Nutzen abwägen kann? Während in Europa alles durchgewunken wurde, sagte die indische Gesundheitsbehörde »Nein« zum Biontech/Pfizer-Impfstoff, da die Sicherheit der Bevölkerung nicht gewährleistet sei.[188]

Bieten die aktuellen Impfstoffe Schutz vor einer schwer verlaufenden SARS-CoV-2-Infektion? Tatsache ist, eine Schutzwirkung gegen eine schwere und womöglich lebensbedrohliche COVID-19-Erkrankung konnte in Affenmodellen bei *keinem* der Impfstoffe gezeigt werden.[189][190][191] Alle standen vor einem Riesenproblem: Infizierte Affen erkrankten mit oder ohne Impfung nie schwer.[192] Somit konnte nicht geprüft werden, ob die Impfung gegen die ernste Erkrankung schützte.

Was sagen die Versuche, die an Menschen durchgeführt wurden? Mainstream-Medien verbreiten jubelnd die Pressemitteilungen der Firmen, ohne diese überhaupt kritisch zu hinterfragen. So lernen wir, dass laut der Studien die Schutzwirkungen der Impfstoffe einfach toll sind, bei Biontech/Pfizer sogar bei 95 Prozent!

Aber wie kommen diese Zahlen zustande, wissen wir doch, dass gesunde Menschen sehr selten lebensgefährlich an COVID-19 erkranken? In der Tat sind bei den über 40.000 Versuchspersonen der Biontech/Pfizer-Studie[193] gerade einmal 170 COVID-19-»Fälle« aufgetreten (ca. 0,4 Prozent), davon acht bei den Geimpften (einmal schwer), 162 bei Ungeimpften (neun Mal schwer) – resultiert also daraus die Annahme, es gäbe einen 95-prozentigen Schutz?!

Müsste man bei so einer geringen Anzahl von Fällen die Datenlage aus wissenschaftlicher Sicht nicht als »nicht belastbar« bezeichnen? Wie wurde überhaupt ein »COVID-19-Fall« im Rahmen dieser Studie definiert? Bei auftretenden Symptomen, wie Husten, Schnupfen, Heiserkeit, und einem positiven RT-PCR-Test wurde die Person als COVID-19-Fall eingestuft. Die Aussagekraft dieses Tests ist allerdings, wie inzwischen fast jeder weiß, nicht existent. Wie in diesem Buch ausführlich dargelegt, ist der Test nicht geeignet, das eindeutige Vorliegen einer SARS-CoV-2-Infektion nachzuweisen. Wir haben hier also eine Impfung, die möglicherweise Husten, Schnupfen, Heiserkeit bei 0,7 Prozent der Geimpften – durch was auch immer – verhindert. Dafür mussten Hunderte von Geimpften in der Biontech/Pfizer-Studie schwere Nebenwirkungen hinnehmen, die teilweise zu Krankenhausaufenthalten geführt haben. (Die Zahlen sind in den abrufbaren Studienprotokollen ersichtlich.)

Nicht anders bei den anderen Impfherstellern. Entsprechend moniert Peter Doshi, Spezialist für Medikamentensicherheit und Mitherausgeber des renommierten British Medical Journal (BMJ)[194]: »*Keine der derzeit laufenden Studien ist darauf ausgelegt, eine Reduzierung schwerer Verläufe im Sinne von Hospitalisierung, Einweisung auf Intensivstationen oder den Tod festzustellen.*«

Verhindert der Impfstoff die Infektion und damit die Ausbreitung der Viren? Ein allseits verkündetes Ziel der Impfung ist nicht nur, COVID-19-Erkrankungen zu verhindern, sondern auch die Ausbreitung der Viren. Schon in den Kindergärten und in den Schulen wird den Kindern vermittelt, sie könnten unwissentlich ihre Großeltern »umbringen«, weil sie die Viren weitertragen, ohne selbst krank zu sein. Um das zu verhindern, sollen alle geimpft werden, auch die Kinder. Es stellen sich also zwei Fragen:

1. Ist eine Durchimpfung der Bevölkerung sinnvoll? Und:
2. Kann eine Impfung überhaupt eine Infektion verhindern?

Beschäftigen wir uns zunächst mit der ersten Frage, ob es sinnvoll ist, die Ausbreitung von Viren verhindern zu wollen, die für die meisten Menschen wenig gefährlich sind, um eine Risikogruppe vermeintlich zu schützen?

Von Coronaviren ist seit Jahrzehnten bekannt, dass diese von Menschen durch die Gegend getragen werden, ohne dass diese Symptome haben. Früher wurden diese Menschen »gesund« genannt und man schenkte ihnen keine Beachtung. Heute sind sie »asymptomatisch« Infizierte und gelten als hochgefährlich. Inzwischen wissen wir jedoch, dass auch für SARS-CoV-2 gilt: Menschen ohne Symptome können die schwere Erkrankung COVID-19 in der Öffentlichkeit nicht verbreiten.[195]

Die Tatsache, dass wir Symptome entwickeln, ist ein Zeichen dafür, dass die Viren eine Chance gefunden haben, aktiv zu werden, und unser Immunsystem in den Kampf eingestiegen ist. Kommt es nicht zu Husten, Schnupfen, Heiserkeit etc., bedeutet das, dass unser Körper die Viren von Anfang an in Schach hält. Es ist nie gezeigt worden, dass die Viruslast, die ein Mensch ohne Symptome in die Außenwelt abgeben kann, ausreicht, um andere Menschen in der Öffentlichkeit zu gefährden. Deshalb ist das Vorhaben, die gesamte Bevölkerung durchzuimpfen, ein Unterfangen, das aus wissenschaftlicher Sicht jeglicher Grundlage entbehrt. Es ist schlicht nicht sinnvoll.

Kommen wir zur zweiten Frage: *Könnten die Impfstoffe überhaupt die Ausbreitung von SARS-CoV-2-Viren verhindern?* Das Robert Koch-Institut (RKI) erklärt aktuell, dass diese Frage bislang völlig ungeklärt ist.[196] Um die Antwort darauf herauszufinden, müsste man prüfen,

- ob geimpfte Menschen noch eine Infektion bekommen können und

- ob in diesem Fall die vorhandene Virusmenge ausreicht, um andere zu infizieren.

Allein AstraZeneca machte Schlagzeilen mit der Nachricht, geimpfte Menschen wären deutlich weniger ansteckend. Beim genauen Hinschauen sehen wir jedoch, dass keinerlei Daten existieren, die diesen Rückschluss ziehen lassen. In der entsprechenden Studie wurde nur Teil 1 der Frage angeschaut, nämlich: Wie viele Menschen bekommen nach einer Impfung noch eine Infektion? Wie hat man das überprüft? Einziges Kriterium waren positive RT-PCR-Tests.[197] Nun sagt selbst die WHO, dass der PCR-Test allein nicht reicht, um von einer Infektion zu reden.[198] Was kann man also mit der unbelegten Behauptung, die Verbreitung der Infektion wäre durch den AstraZeneca-Impfstoff massiv verringert, anfangen? *Nichts.*

Das Impfkonzept sollte überhaupt hinterfragt werden. Die Antikörper, die durch die Impfung gebildet werden, kreisen zum größten Teil im Blut. Um Ihnen das Geschehen zu verdeutlichen, stellen Sie sich bitte vor, Sie selbst seien solche Antikörper und säßen gemeinsam mit anderen Antikörpern im Wohnzimmer – in einem Blutgefäß der Lunge. Nun kommt das Virus ans Haus und ergreift die Türklinke, um in den Flur – die Lungenzelle – zu treten. Wie wollen Sie das vom Wohnzimmer aus verhindern? Sie würden antworten: Das geht nicht.

Antikörper können grundsätzlich nur effektiv helfen, die Ausbreitung eines Eindringlings in der Blutbahn zu verhindern. Das gilt auch für Impfungen gegen

Erreger wie Pneumokokken, die wie Coronaviren über den Luftweg in die Lunge kommen. Die Impfung kann die Infektion der Lunge nicht verhindern, sondern soll die Streuung und Verbreitung der Bakterien in der Blutbahn unterbinden.

Wenn der Nutzen der Impfungen mehr als fragwürdig ist, wie sieht es dann mit dem Risiko aus? Wir lesen in den Mainstream-Medien: Genbasierte Impfstoffe sind doch nicht neu. Das ist richtig, nur sind sie bislang *nie* am Menschen zur Abwehr einer Virusinfektion angewandt worden. Alle Erfahrungen stammen aus Tierversuchen.

Entsprechend waren die Impfungen von vornherein von einem dunklen Schatten begleitet. Bei allen drei genbasierten Impfstoffen wurden – vor der Allgemeinheit sorgsam verborgen – beunruhigende Sofort-Nebenwirkungen bemerkt: starke Schwellung und Schmerzen an der Einstichstelle, hohes Fieber bis hin zum Schüttelfrost, schlimmste Kopf-, Glieder- und Muskelschmerzen im ganzen Körper, Durchfälle, Übelkeit, Erbrechen. Viele Geimpfte wurden krank und arbeitsunfähig. Die Nebenwirkungen waren so schlimm, dass AstraZeneca mitten in der Studie das Protokoll ändern musste. Fortan erhielten Studienteilnehmer hohe Dosen von schmerz- und fieberlinderndem Paracetamol, damit die Impfung einigermaßen verträglich wurde.[199] Eine solche Änderung des Studienprotokolls ist nach wissenschaftlichen Standards keinesfalls zulässig. Weswegen wurde hier eine Ausnahme gemacht? Wie wir ausführen werden, wiesen und weisen diese Nebenwirkungen auf die höchst alarmierende Möglichkeit der *Gerinn-*

selbildung im Gehirn hin – *ein immer lebensgefährliches Ereignis*. Die bewusste Unterdrückung der Symptome kommt einem Verbrechen gleich.

Es geht aber weiter. Die AstraZeneca-Studie wurde im Juli und September 2020 unterbrochen, weil jeweils eine extrem seltene Autoimmunerkrankung des Rückenmarks bei Geimpften aufgetreten war.[200] Die »transverse Myelitis« geht mit Lähmungserscheinungen einher und tritt mit einer Häufigkeit von ca. ein bis drei Fällen pro einer Million Einwohner und Jahr auf. Erstaunlich also, dass gleich zwei Fälle in der Gruppe einer überschaubaren Anzahl Geimpfter zu verzeichnen waren. AstraZeneca beruhigte Tage darauf damit, dass die erste Probandin beginnende Multiple Sklerose hatte. Erstaunlich, dass offensichtlich niemand davon wusste. Der zweite Fall sei reinster unglücklicher Zufall gewesen. Und damit wurden die Impfungen fortgesetzt. Aber nicht nur AstraZeneca, sondern alle anderen auch. Der Biontech/Pfizer-Impfstoff führte bei vier Teilnehmern, der von Moderna bei zweien zur akuten Gesichtslähmung, ohne dass die Ursache geklärt worden wäre.[201]

Bei den Konkurrenten Moderna und Biontech/Pfizer geschah Vergleichbares. Bei beiden Impfstoffen erlitten Freiwillige ähnlich starke allgemeine Nebenwirkungen. Noch einmal zur Wiederholung, weil so unglaublich gefährlich: *Alle* Impfstoffe haben bei unzähligen Geimpften Symptome hervorgerufen, die durch Bildung von Blutgerinnseln im Gehirn erklärt werden könnten. In solchen Fällen ist es die Pflicht der Medizin, gezielt nach diesem Ereignis zu suchen und nicht davon wegzuschauen.

Eine solche Vielfalt an sofortigen Nebeneffekten ist bei keiner anderen Impfung je beobachtet worden. Wenn man in Amerika die Anzahl an gemeldeten Nebenwirkungen verschiedener Impfungen über die zwei letzten Jahre vergleicht, erreicht die COVID-19 Impfung schon jetzt den absoluten Spitzenplatz, obwohl diese erst im Dezember 2020 zugelassen wurde.[202]

In Anbetracht der Tatsache, dass ein echter Nutzen-Schutz vor schwerer Erkrankung und Tod nie für einen der Impfstoffe gezeigt worden ist, ist es den Autoren unverständlich, dass die Massenimpfung ungebremst weitergeführt wird.

Ist der mRNA-Impfstoff gefährlich?

Überall wird verbreitet, dass der mRNA-Impfstoff nicht gefährlich ist. Begründet wird das damit, dass

- nur die Information für ein kleines Teil des Virus, für das »Spike-Protein«, in unseren Körper eingeschleust wird und
- dabei nichts anderes nachgestellt wird als das, was die Natur auch machen würde. Die Viren geben bei Befall unserer Zellen auch ihre Erbsubstanz ab, sodass unsere Zellen zu »Virusfabriken« werden.

Also dürfte alles im Grunde kein Problem sein? Doch! Eine Atemwegsinfektion findet in den Atemwegen statt.

Kommt es schlimmstenfalls zum Zelluntergang, kann der Schaden durch Gewebeerneuerung relativ problemlos behoben werden.

Bei der Impfung jedoch wird die Virusinformation in den Muskel gespritzt. Viele glauben, dass die verpackten Virusgene am Einspritzort – also in der Muskulatur – verbleiben. Die Gene würden von Zellen am Ort aufgenommen, dort würden die meisten »Virusfabriken« entstehen. Nebenwirkungen wie Schwellung, Rötung und Schmerzen am Einstichort würden deswegen zu erwarten sein, sie blieben aber relativ harmlos und gingen nach wenigen Tagen weg. Ein *fataler* Irrtum!

Die Virusgene der Hersteller Moderna und Biontech/Pfizer sind in »Lipid-Nanopartikel« verpackt – das sind kleinste Pakete, nicht aus Papier, sondern aus fettartigen Stoffen. So wird der Inhalt geschützt und kann einfacher von den Zellen unseres Körpers aufgenommen werden. Durch die Verpackung selbst ist das Risiko für schwere allergische Reaktionen um ein Vielfaches höher als bei herkömmlichen Impfstoffen.[203] Nicht umsonst wird inzwischen davor gewarnt, dass Menschen mit Allergien sich nicht impfen lassen sollten – es könnten lebensgefährliche Reaktionen (Anaphylaxie) ausgelöst werden. In der Tat mussten derartige gefährliche Nebenwirkungen bei einigen Impf-Freiwilligen notbehandelt werden. Dazu können Nanopartikel zahlreiche weitere schädliche Auswirkungen haben, weil sie die Funktion unserer Blutzellen und des Gerinnungssystems beeinträchtigen können.[204]

Aber es kommt noch unendlich viel schlimmer:

Zum Grundwissen in der Medizin gehört, dass alle löslichen Stoffe, die in einen Muskel gespritzt werden, in die Blutbahn gelangen und in kürzester Zeit im ganzen Körper verteilt werden. Gerade deswegen spritzt man Substanzen, die sofort wirken sollen, in die Muskeln.

Es ist bekannt, dass die verspritzten Genpäckchen ebenfalls ins Blut kommen.[205] Die genbasierten Vektorimpfstoffe von ähnlicher Größe werden dies selbstverständlich auch.

Welche Zellarten werden sie aufnehmen, wie werden sie diese verarbeiten und wie das Virus-Eiweiß herstellen? Die Antwort lautet: Nichts ist mit Sicherheit bekannt. Wir sind jetzt Zeugen von Großversuchen an Menschen. Das ist absolut unverantwortlich, zumal es von Anfang an Grund zur Vorsicht gegeben hat. Die möglichen Gefahren durch die »Verpackung« waren bekannt.

Noch bedeutender: Alarmierende Antikörper-abhängige Verstärkereffekte sind bei der Erforschung von SARS und anderen Coronaviren bei Tieren beobachtet worden.[206] [207] Bei den jahrzehntelangen vergeblichen Anstrengungen, eine Impfung gegen SARS und MERS zu entwickeln, gehörten diese Verstärkereffekte zu den zahlreichen Problemen.[208] Hätten vor diesem Hintergrund nicht Tierversuche durchgeführt werden müssen, um diese für SARS-CoV-2 klar auszuschließen? Tatsache ist, dass wissenschaftliche Publikationen zu diesem Thema nicht existieren. Ärzte, die die Impfwilligen nicht auf die Gefahr aufmerksam machen, dass die Impfung zu schlimmeren Krankheitsverläufen führen könnte, verletzen also ihre Aufklärungspflicht.[209]

Und ernster noch: Könnte das Verimpfen von Virusgenen andere, neuartige immunbedingte Verstärkereffekte auslösen? Hätten nicht vorher ganz elementare Dinge bedacht und geprüft werden müssen?

Zur Erinnerung (siehe auch Kapitel Immunität): Lymphozyten haben ein Langzeitgedächtnis – sie merken sich, wie Corona-Müll aussieht. Und Corona-Müll sieht ziemlich ähnlich aus, egal von welchem Familienmitglied er stammt. Alle Menschen haben Trainingsrunden mit Coronaviren absolviert und haben Lymphozyten, die SARS-CoV-2-Müll erkennen. Manche könnten entgegnen, dass diese kreuzreaktiven Killer-Lymphozyten nur bei 40 bis 70 Prozent der alten Blutproben nachgewiesen wurden, und sie reagierten nur schwach gegen SARS-CoV-2.[210] Jedoch ist bekannt, dass sich immer nur ein kleiner Anteil aller Lymphozyten im Blut befindet. Die anderen machen gerade Pause und ruhen sich in den Lymphorganen (u. a. in den Lymphknoten) aus.

Spannend: Im April 2020 berichteten schwedische Forscher, dass sie etwas Bemerkenswertes entdeckt hätten. Unabhängig von der Schwere der SARS-CoV-2-Erkrankung fanden sich bei *allen infizierten* Menschen (100 Prozent) kampfbereite, aufgewühlte T-Lymphozyten im Blut.[211]

Dieser Befund ist ein Wink mit dem Zaunpfahl. Denn bei einer ersten Auseinandersetzung des Immunsystems mit einem Virus ist die Lymphozytenantwort schleppend. Schnelle, starke Reaktionen verraten, dass vorgewarnte Truppen bereits Gewehr bei Fuß stehen und jederzeit mobilisierbar sind. Sie schwärmen dann aus den Lymphorganen aus, um den Feind zu bekämpfen. Ihre Hauptaufgabe: Auslöschung der Virusfabriken. Tod den eigenen Zellen, die die Viren produzieren.

Und nun zurück zur neuen Realität, dem Großversuch an Menschen. Die verspritzten Gene werden lokal in Muskelzellen aufgenommen, ein Großteil gelangt jedoch in die Lymphknoten und in die Blutbahn. In den Lymphknoten sitzt die gesammelte Immunmannschaft. Wenn das Virusgen von einer beliebigen Zelle aufgenommen wird, kommt die Produktion dort in Gang. Diese Zelle wird dann das Virus-Eiweiß auf ihrer Oberfläche zur Schau stellen. Der auf Corona spezialisierte Killer-Lymphozyt nebenan springt hoch – er hat eine Virus-Fabrik entdeckt und wird diese vernichten. Der Bruderkampf beginnt, Immunzelle gegen Immunzelle! Lymphknotenschwellung könnte ein Zeichen für diese Reaktion sein. Dazu Schmerzen. Die Lymphozyten putschen sich gegenseitig auf und strömen dann aus den Lymphknoten hinaus, um weitere Feinde aufzuspüren.

Sie finden sie in den Muskelzellen und gehen in den Angriffsmodus über. An der Einstichstelle entstehen Rötung, Schwellung, Schmerzen. Aber nun beginnt der Albtraum. Denn kleinste Stoffe wie Zucker können aus dem Blut ins Gewebe hinaussickern, große Moleküle wie Eiweiße hingegen nicht. Für sie sind die Gefäßwände dank der Auskleidung mit einer Zellschicht – den Endothelzellen – dicht.

Wie sind nun die Genpäckchen beschaffen – groß oder klein? Richtig: relativ sehr groß. Wenn sie also einmal ins Blut gelangen, werden sie wie die Blutkörperchen in dem geschlossenen Netzwerk von Gefäßröhrchen gefangen sein. Aufgenommen werden sie zu einem kleinen Teil von weißen Blutzellen. Vermutlich jedoch werden die meisten Virusfabriken in den Endothelzellen errichtet werden. Das würde vor allem dort geschehen, wo das Blut langsam fließt – in den kleinen und kleinsten Gefäßen und Venen –, weil die Gene dort besonders effizient in die Zellen geraten.[212]

Sofort kommt die Spike-Produktion in Gang und bereits nach wenigen Stunden erscheinen die Virusproteine – wie kleine gepflanzte Bäumchen – auf der zum Blut hingerichteten Seite der Zelle. Hinzu gesellt sich der »Abfall«, der bei der Eiweißproduktion angefallen ist und von den Zellen ebenfalls »vor die Tür« gestellt wird (s. Kapitel Immunität).

Jetzt überschlagen sich die Ereignisse. Vorbeischwimmende Blutplättchen könnten durch Kontakt mit den aufgepflanzten Virus-Stacheln wortwörtlich »aufgestachelt« – also aktiviert – werden. Dies würde dazu führen, dass die Gerinnungsbereitschaft des Bluts erhöht wird. Gleichzeitig kommen Killer-Lymphozyten an, erkennen den Müll und gehen zum Angriff auf die Zellen über mit dem Ziel, sie zu zerstören.

Was dann passiert, lässt sich unschwer erahnen. Der Untergang von Endothelzellen und die damit verbundene Verletzung der Gefäßauskleidung führt in aller Regel zum Anwerfen der Blutgerinnung und der Ausbildung von Gerinnseln. Weil das Gerinnungssystem zusätzlich durch die Spike-bedingte Plättchenaktivierung zur Höchstform aufgeputscht wird, läuft der Gerinnungsvorgang mit Top-Geschwindigkeit ab. Dies würde in unzähligen Gefäßen an unzähligen Orten im

Körper passieren. Geschieht es in Organen wie Gehirn, Rückenmark, Herz oder Lunge oder auch in den tiefen Beinvenen, sind schlimmste Folgen leicht auszudenken.

Womit könnte die sehr große Bandbreite der Nebenwirkungen erklärt werden? Wir stellen eine einfache These zur Diskussion. Ein wichtiger Faktor könnte die »Tüchtigkeit« des Immunsystems gegenüber Coronaviren sein. Je tüchtiger, desto stärker der Angriff auf die produzierenden Zellen, desto größer die Selbstschädigung. Paradoxerweise könnte es also sein, dass Menschen mit einem besonders gut trainierten Immunsystem schwerer erkranken. In diesem Zusammenhang ein Zwischengedanke: Durch die Impfung wird das Immunsystem auf Corona »trainiert«. Damit sind überschießende Reaktionen auf zukünftige echte Infektionen und Impfungen denkbar – kommen Wellen von immunbedingten schweren Erkrankungen mit allen möglichen verwandten Viren auf uns zu? Und müsste man nicht erwarten, dass mit jeder weiteren Impfung die Zahl der schwersten Zwischenfälle steigen wird?

Und wofür das Ganze?

In Deutschland sind in der ersten »Welle« vom 1. Januar bis 15. Juni 2020 52 Menschen unter 60 Jahren ohne bekannte Vorerkrankungen mit oder an COVID-19 verstorben.[213]

Nun sollen alle gesunden U-60-Jährigen (circa

60 Millionen) geimpft werden, um sie vor einem ähnlichen Schicksal zu schützen.

Gibt das nicht ernsthaft zu denken? Ist die Impfung wirklich so gefahrlos, dass der Nutzen die Risiken überwiegt? Schauen wir doch mal gemeinsam.

Vorzeigeland Israel?

Israel führte bekanntlich seit dem 19. Dezember 2020 massenhaft Impfungen mit dem mRNA-Impfstoff von Pfizer/Biontech durch. Diese sollen alle sechs Monate wiederholt werden. Im Gegenzug hat sich das Land offenbar bereit erklärt, die gesammelten Patientendaten an Pfizer weiterzugeben. So etwas gab es noch nie. Ein Land wird zu einem Versuchslabor.[214]

Dazu gibt es immer wieder Schlagzeilen, dass Israel mit seinem Rekordimpfprogramm die Wirksamkeit der Impfung bestätigt hätte.[215] Was sagen denn die Daten? Nachdem Mitte Februar 2021 knapp 30 Prozent der Israelis vollständig geimpft sind, sollte man ja einen eindrucksvollen Effekt sehen.

Die Realitätsüberprüfung ergibt allerdings ein anderes Bild. Interessanterweise ist mit Beginn der Impfung die Anzahl an gemeldeten Corona-Infektionen und die Anzahl der mit/an COVID-19-Verstorbenen explodiert. Nicht nur in Israel, sondern auch im kleinen Gibraltar, auf den Seychellen oder den Vereinigten Arabischen Emiraten, die ebenfalls kräftig drauflos geimpft haben.

Sicher ist das nur Zufall. Doch auffällig ist, dass Länder mit besonders hohen Impfraten im Vergleich zu anderen Ländern auch besonders hohe Sterbefälle haben.[216]

Die Impfung muss ja erst mal wirken. Nachdem ein großer Anteil der Menschen die zweite Impfung bekommen hat, müsste irgendwann ab Anfang Februar langsam der verkündete Nutzen in Israel sichtbar werden. Ist das der Fall?

Nun, die Todesfallrate (Case-Fatality-Rate) schwankte in Israel vor der Impfung im September 2020 um 0,7 Prozent und schwankte im März 2021 auch um die 0,7 Prozent.[217]

Von den Erkrankten sterben also genau so viele wie vorher. Aber vielleicht gehörten die alle zu den knapp 50 Prozent der Bevölkerung, die zu diesem Zeitpunkt noch nicht geimpft waren?

Wir müssen uns die Geimpften genauer ansehen, die sollten doch seltener an COVID-19 erkranken und in ein Krankenhaus müssen. Das wird behauptet.

Nun, während sich bei den Geimpften der Altersgruppe über 60 der Winterpeak durchaus bemerkbar machte, stieg der Anteil der unter 60-jährigen Geimpften, die mit COVID-19 ins Krankenhaus mussten, kontinuierlich an. In der Summe lag die Anzahl der wöchentlichen COVID-19-Hospitalisierungen vor der Impfung (Stand 18. 12. 2020) bei 310, nach der Impfung (Stand 16. 02. 2021) bei 519. Bei schweren COVID-19-Fällen sah der Trend ähnlich aus: Vor der Impfung waren es 149, nach der Impfung (Stand 16.02. 2021) lagen 292 geimpfte Patienten mit schwerer COVID-19-Erkrankung im Krankenhaus. Anders gesagt, die Impfung hat nicht dazu geführt, dass geimpfte

Menschen seltener mit COVID-19 ins Krankenhaus mussten. Insbesondere für die Unter-60-Jährigen war das Gegenteil der Fall.[218]

Wie groß ist denn nun der Nutzen? Das weiß nach wie vor kein Mensch. Aus unserer Sicht läuft hier der Menschenversuch weiter und weiter und jeder, der sich jetzt begeistert impfen lässt, nimmt daran teil.

Insgesamt sind die Zahlen so wenig überzeugend, dass in Israel von einem vierten Lockdown die Rede ist.[219]

Trotz dieser wenig überzeugenden Datenlage marschiert Israel zielstrebig in die Zwei-Klassen-Gesellschaft. Der Druck, sich impfen zu lassen, wird massiv erhöht. Geimpfte bekommen einen grünen Pass, der bei einem Besuch im Restaurant, Hotel oder im Kino zum grundsätzlichen Zugang berechtigt. Willkommen in der neuen Normalität.

Deutschland und Europa machen sich auch auf diesen Weg, dem europäischen Impfpass steht nichts mehr im Wege.[220]

Dabei hatte der Europarat am 27. Januar 2021 einen Beschluss gefasst, nach dem die Menschen weder direkt noch indirekt dazu gezwungen werden dürften, sich gegen COVID-19 impfen zu lassen. Dazu muss den Menschen natürlich erklärt werden, dass es sich hier um einen Menschenversuch handelt. Da das nicht der Fall war, wurde beim Haager Tribunal (Internationaler Strafgerichtshof) eine Beschwerde wegen Verstoß der israelischen Regierung gegen den Nürnberger Kodex eingereicht. Die israelische Regierung hätte durch Pfizer illegale Experimente mit israelischen Bürgern ermöglicht.

Das erste Prinzip des Nürnberger Kodex besagt, dass Personen nur freiwillig an einem Experiment teilnehmen dürfen. Der Bevölkerung wurde aber gar nicht erklärt, dass es sich bei dem Impfprogramm um ein Experiment handelt. Dazu kann man kaum von Freiwilligkeit sprechen, wenn Nicht-Geimpfte quasi kein Leben mehr haben. Man darf auf das Urteil gespannt sein.[221]

Impftaumel zwischen Glück und Unglück

Ein Blick nach Israel legt nahe, dass, selbst wenn ein Großteil der Bevölkerung geimpft ist, weder die Masken wegfallen noch die Grundrechte wiederhergestellt werden. Dabei ist gerade die Hoffnung auf neue Freiheiten für viele die treibende Kraft, sich impfen zu lassen. Der Weg zurück ins Glück?

Wir sind jedoch nicht die Einzigen, die eine Nutzen-Risiko-Abwägung fordern. Ende 2020 kritisieren mehr als 200 Ärzte, Apotheker und Wissenschaftler in einem dramatischen Appell die einseitige Darstellung des Impfstoffes als alleinigen Heilsbringer.[222]

Besorgte Stimmen gibt es auf der ganzen Welt. In einem offenen Brief weist die UK Medical Freedom Alliance darauf hin, dass es in den Ländern mit hoher Impfrate zu auffällig hohen COVID-19-Todesfällen kommt.[223] Doch nicht nur das, insgesamt geben die Zahlen Anlass zur Sorge, dass die Impfung gefährlich ist. Daten aus den Meldesystemen der USA (VAERS), der EU (EUDRA) und des Vereinigten Königreichs (MHRA) belegen etwa 3000 Todesfälle und mehrere Tausend »unerwünschte Ereignisse« in Zusammenhang mit der COVID-19-Impfung in nur zwei Monaten. Bis Ende März kommen allein die USA bei dieser Auflistung auf über 2000 Tote.[224]

Es ist anzunehmen, dass diese Zahlen unterschätzt werden, da Impfstoffmeldesysteme in der Regel nur einen Bruchteil der unerwünschten Ereignisse abdecken. Viele gutgläubige Menschen können sich nicht und wollen sich auch nicht vorstellen, dass die »heilbringende Impfung« womöglich etwas mit dem Tod einer geliebten Person zu tun haben könnte.

Gleichzeitig müssen die gemeldeten Todesfälle nicht direkt durch die Impfung bedingt sein. Bemerkenswert ist jedoch: Bei fast der Hälfte der Todesfälle nach Impfung wurden die Menschen innerhalb von 48 Stunden nach Verabreichung des Impfstoffs krank und verstarben dann im Weitern. Ein so kurzer zeitlicher Zusammenhang ist mehr als auffällig.

Laut Paul Ehrlich Institut (PEI) starben von Anfang Januar 2021 bis Anfang März 330 Menschen im Zusammenhang mit einer Corona-Impfung. So viele Fälle sind in 20 Jahren nicht mal für alle anderen Impfungen zusammen gemeldet worden.[225]

Kategorie	2000 bis 2020	2021 (Corona)
Verdachtsfälle	27.721	11.915
davon schwer	11.310	2.003
davon Todesfälle	206	330

Die hohe Anzahl an Menschen mit schweren Nebenwirkungen und Todesfällen wird immer auffallender. Eine solch hohe Anzahl ist bei keiner Impfung zuvor zutage getreten. Europaweit werden erschreckende Fälle von tödlicher Blutgerinnsel-Bildung im Zusammenhang mit COVID-19-Impfungen von AstraZeneca gemeldet.

Auch bei den anderen Impfstoffen gibt es immer wieder Meldungen, die erschrecken. Nervenstörungen, Blutungen, Schlaganfälle, Herzinfarkte, Lungenentzündungen, Lähmungen, Tod. Das Wirkprinzip der neuen Impfstoffe ist sehr ähnlich – sollte man da nicht auch ähnliche Nebenwirkungen erwarten?[226]

Vor diesem Hintergrund entschlossen wir uns, zusammen mit einer Gruppe von Medizinern und Wissenschaftlern einen Brief an die europäische Zulassungsbehörde EMA zu richten. Eine gewichtige Rolle in diesem Unterfangen spielte der Immunologe und Toxikologe Stefan Hockertz, der mit Lungenfacharzt Wolfgang Wodarg und HNO-Arzt Bodo Schiffmann zu den Allerersten gehörte, die sich schon im März 2020 kritisch mit dem, was sie als »Corona-Lüge« bezeichneten, auseinandergesetzt hatten. In der Folgezeit haben alle immer wieder auf die Gefahren der Impfung hingewiesen. In unserem Brief brachten wir unsere Sorge zum Ausdruck. Die EMA wurde dazu aufgefordert, den Nachweis zu erbringen, dass insbesondere die Gefahren der Gerinnselbildung vor der Zulassung bedacht und ausgeschlossen wurden. Andernfalls müssten sie ihre Empfehlung rückgängig machen, bis die Sachlage geklärt sei. Denn die Auslösung der Gerinnselbildung im gesunden Gefäßsystem kann immer zu einem bedrohlichen Ereignis für Gesundheit und Leben werden.

In dem Schreiben wiesen wir auch auf den Umstand hin, dass unsere Sorge durch einen einfachen Labortest bestätigt oder widerlegt werden könnte. Es müssten lediglich die D-Dimere im Blut von Menschen bestimmt werden, die nach der Impfung krank wurden.

Blut wird dadurch fest, dass eine Art Kitt-Substanz (Fibrin) gebildet wird. Bildet sich ein Gerinnsel an der Oberfläche unseres Körpers, so bleibt es bestehen und fällt nach Tagen als Schorf ab. Bildet sich ein Gerinnsel jedoch in der geschlossenen Blutbahn, wird es nach und nach durch ein Blutenzym verdaut und entfernt. D-Dimere sind die Produkte dieses Verdauungsvorgangs. Sie lassen sich leicht bestimmen. Gesunde Menschen haben sehr geringe Mengen von D-Dimeren im Blut. Eine Erhöhung ist der sichere Beweis dafür, dass sich Gerinnsel im Gefäßsystem gebildet haben.

Direkt nachdem wir anfingen, diese Tatsache schon im Februar 2021 bekannt zu machen, erreichten uns zahlreiche Rückmeldungen, die unsere Befürchtung untermauerten. Immer wieder berichteten Ärzte uns von Fällen, bei denen die D-Dimere nach der Impfung um ein Vielfaches erhöht waren. Und es scheint sich zu bestätigen. Aufgrund von schwerstwiegenden Erkrankungen und Todesfällen durch Gerinnungsstörungen und Lungenembolien bei jüngeren Menschen in Österreich und Dänemark wurde am 11. März in ersten Ländern ein Anwendungsstopp für den AstraZeneca-Impfstoff verhängt. In den Nachrichten war zu lesen und hören, dass es sich lediglich um einzelne Chargen handelte. Das Fatale an dieser irrigen Annahme werden wir versuchen zu beleuchten.

Am 15. März wird die Impfung auch in Deutschland gestoppt. Zu dem Zeitpunkt gab es in Deutschland sieben Fälle von Blutgerinnseln in Hirnvenen.

Diese können zum Tod oder lebenslangen neurologischen Folgeschäden führen. Zehn Tage später sind es schon 13 Fälle, drei Menschen sind verstorben – alle im Alter zwischen 20 und 63. Ein Alter, in dem das Risiko, an COVID-19 zu versterben, fast nicht existent war.[227]

Doch kaum wurde gestoppt, gibt die EMA drei Tage später die Empfehlung weiterzumachen. Sofort klingt es durch die Medien: »AstraZeneca-Impfstoff aus Sicht der EMA sicher.« Hier werden mal wieder Falschinformationen verbreitet. Tatsächlich hat die EMA festgestellt, dass ein Zusammenhang zwischen den Thrombosen und dem Impfstoff *nicht* ausgeschlossen werden kann.[228] Die Behörde schätzt lediglich den Nutzen des Impfstoffs höher ein als das Risiko, das von ihm ausgehe. Norwegische Forscher kommen sehr schnell zu dem Ergebnis, dass der Impfstoff eindeutig für die lebensgefährlichen Fälle von Blutgerinnseln und Thrombosen verantwortlich ist.[229]

Die EMA hatte auf einer Presse-Konferenz am 18. März 2021 bekannt gegeben, dass die Frage nach einem möglichen Zusammenhang zwischen der AstraZeneca-Impfung und Blutgerinnungsstörungen sorgfältigst geprüft wurde. Bis dahin waren 17 Fälle von schwersten Gerinnungsstörungen bei Menschen unter 50 Jahren gemeldet, davon neun Todesfälle.

Bei den Gerinnungsstörungen wurden zwei verschiedene Erkrankungen erfasst:

1. eine schwere Blutungsneigung infolge einer gestörten Blutgerinnung (DIC = disseminated intravascular coagulopathy): fünf Fälle,

2. Gerinnselbildung in Hirngefäßen (CVST, cerebral venous sinus thrombosis): zwölf Fälle.

Die EMA erläutert: Die »normal« zu erwartende Zahl von Erkrankung 1 (DIC) läge für die Anzahl an Geimpften in dem entsprechenden Zeitraum unter 1, die von Erkrankung 2 (CVST) läge bei 1,3.

Ein Zusammenhang mit der Impfung sei also nicht ganz auszuschließen, jedoch würde der Nutzen der Impfung dieses zahlenmäßig verschwindend kleine Risiko (bei 20 Millionen Geimpften) bei Weitem überwiegen.

Liebe Leserinnen und Leser, es ist im wörtlichen Sinne todernst geworden. Zur Erkrankung 1: Die »normale« Häufigkeit von DIC bei gesunden Menschen liegt exakt bei *null*. Das ist medizinisches Grundwissen. Wenn die EMA die Null als <1 bezeichnet, ist es zwar nicht falsch, aber vollkommen irreführend. *Weil die »normale« Häufigkeit null ist, muss jeder Fall durch die Impfung zustande gekommen sein.*

Sie können sich sicher sein, dass es sehr viel mehr von dieser Art Krankheitsfall gegeben haben dürfte, die nicht bei der EMA gemeldet worden sind, einfach weil nicht danach gesucht wurde. Es wurden von der EMA lediglich die Fälle gezählt, deren Verlauf so eindeutig und dramatisch war, dass sie nicht weggeleugnet werden konnten.

Zusatzinformationen für Spezialisten
Zu (1, DIC): Bei der verstärkten Blutgerinnung (DIC) kommt es wegen des Verbrauchs an Gerinnungsfak-

toren zu deren Mangel und somit paradoxerweise zu einer extremen Blutungsneigung. Bluten kann es dann in allen Organen. Haben Sie gehört, dass Hautblutungen bemerkenswert oft nach Impfungen aufgetreten sind? Vielleicht lauter DIC-Fälle, die aber nicht erkannt wurden? Noch Glück gehabt? Im Gegensatz zu den Schlaganfällen durch Massenblutungen, die aber auch nicht als DIC registriert wurden?

Merke: Jede dieser Blutgerinnungsstörungen kann tödlich ausgehen. Und viele sind mit Sicherheit nach Impfungen tödlich ausgegangen – aber nicht als solche erkannt worden.

Zu (2, CVST): Jede Gerinnselbildung im Gehirn (CVST) ist lebensgefährlich. Wenn die Häufigkeit von schwersten Fällen nach der Impfung neunmal höher liegt, als zu erwarten wäre, kann das kein Zufall sein. Es ist unverantwortlich wegzuschauen.

Was ist das Leitsymptom einer solchen Gerinnselbildung? *Starke Kopfschmerzen.*

Und weitere typische Symptome? Übelkeit, Erbrechen, Muskelschwäche bis hin zu Lähmungserscheinungen, Beeinträchtigung des Seh- und Hörvermögens, allgemeine Abgeschlagenheit, Bewusstseinsstörung u. a. m.

Haben Menschen nach der Corona-Impfung starke Kopfschmerzen bekommen? Übelkeit und Erbrechen? Und sonstige Dinge, die oben stehen? Gehörten Sie selbst womöglich dazu? Sie kommen bei sonstigen Impfungen NICHT vor.

Unserer dringender Rat an alle: Wenn nach der Impfung der geringste Verdacht auf eine dieser Störungen aufkommt, muss gezielt danach gesucht werden. Im Blut durch Bestimmung der D-Dimere, bei Symptomen wie starken Kopfschmerzen durch bildgebende Verfahren. Jeder Fall ist potenziell lebensgefährlich und benötigt sachkundige medizinische Betreuung. Wenn durch bildgebende Verfahren die Diagnose einer Hirnvenen-Thrombose gestellt wird, muss eine entsprechende Therapie unverzüglich eingeleitet werden. Anderenfalls drohen Sofort- und Spätschäden, die schicksalhaft sind.

Ist das Risiko der Impfungen im Vergleich zum Nutzen tatsächlich verschwindend klein?

Zur Wiederholung: In Deutschland sind vom 1. Januar bis zum 15. Juni 2020 gerade 52 Menschen unter 60 Jahren ohne bekannte Vorerkrankung mit oder an COVID-19 verstorben.[230]

Nun sollen alle gesunden U-60-jährigen Deutschen (circa 60 Millionen) geimpft werden, um sie vor einem ähnlichen Schicksal zu bewahren.

Nehmen wir an, die Hälfte der AstraZeneca-Impflinge waren unter 60 Jahren – also zehn Millionen haben den vermeintlichen Schutz bekommen, dabei sind neun Menschen an DIC/CVST verstorben. Frage: Wenn 60 Millionen geimpft werden, wie viele DIC/CVST-Todesfälle wären zu erwarten? Mehr oder weniger als 52?

Wohlgemerkt: Andere Gerinnungsstörungen mit schicksalhaften Folgen sind noch gar nicht dabei – Lungenembolie, Lungenversagen, Herzinfarkt, Schlaganfall, Nervenlähmung, Erblindung, Ertaubung und so weiter und so fort. Zahlen sind nicht existent, weil diese Fälle nicht als Impffolgen gelten und dementsprechend nicht gemeldet werden. Gar nicht dabei sind Fälle von älteren vorerkrankten Menschen, die vielleicht durch die Impfung starben. Nein, sagt uns das Paul-Ehrlich-Institut – es gab zwar Todesfälle nach der Impfung, aber im Alter über 80 ist es halt ohnehin nicht unerwartet, dass jemand uns verlässt. Wir können davon ausgehen, dass es auch ohne Impfung passiert wäre, die Suche nach einem möglichen Zusammenhang lohnt nicht.

Wirklich? Dabei offenbart manch eine Statistik Entsetzliches. Martin Adam, Programmierer und Big-Data-Spezialist, hat sich anhand einer eigenen Auswertung die Todesfälle angesehen. In über 400 Landkreisen Deutschlands wurde die Zahl der Todesfälle von Ü-80-Jährigen – also jenen Personen, die zuerst geimpft wurden – in Alten- und Pflegeheimen im Zeitraum 1. Januar bis 26. Dezember 2020 der Zahl von Todesfällen ab Beginn der Impfung vom 27. Dezember 2020 bis 28. Februar 2021 gegenübergestellt. Die Anzahl der Verstorbenen im Januar und Februar 2021 war in fast allen Landkreisen mindestens so hoch wie in den zwölf Monaten zuvor. In 51 Landkreisen war die Sterbezahl mehr als viermal so hoch. In 22 Landkreisen überstiegen die Sterbezahlen das Sechs- oder sogar das Zehnfache des gesamten Vorjahres.

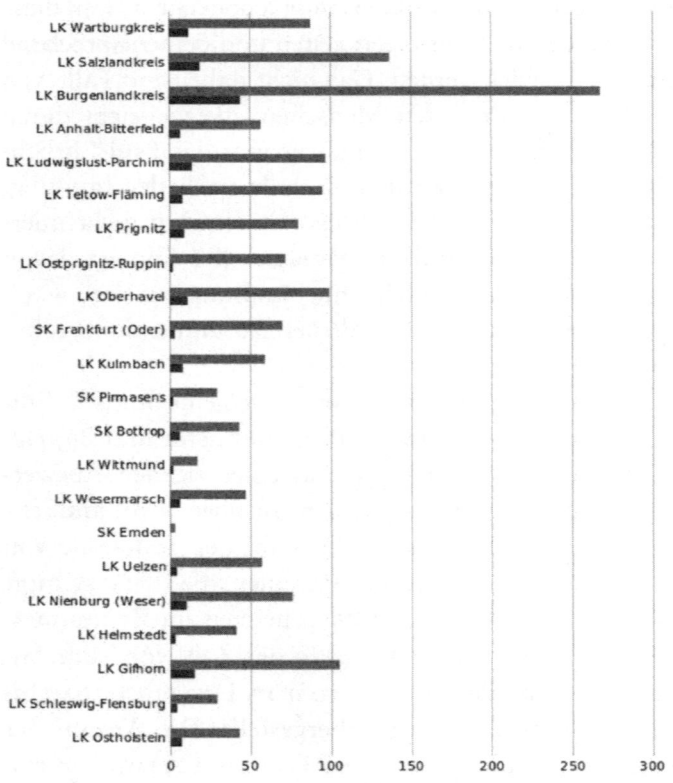

Vergleich Covid-19-Todesfälle in der Altersklasse 80+ vor und seit dem Impfbeginn (ausgewählte Landkreise)

- LK Wartburgkreis
- LK Salzlandkreis
- LK Burgenlandkreis
- LK Anhalt-Bitterfeld
- LK Ludwigslust-Parchim
- LK Teltow-Fläming
- LK Prignitz
- LK Ostprignitz-Ruppin
- LK Oberhavel
- SK Frankfurt (Oder)
- LK Kulmbach
- SK Pirmasens
- SK Bottrop
- LK Wittmund
- LK Wesermarsch
- SK Emden
- LK Uelzen
- LK Nienburg (Weser)
- LK Helmstedt
- LK Gifhorn
- LK Schleswig-Flensburg
- LK Ostholstein

0 50 100 150 200 250 300

■ Todesfälle 28.12.2020 – 24.02.2021 ■ Todesfälle 01.01.2020 bis 27.12.2020

Quelle: Martin Adam[231]

Wenn das Paul-Ehrlich-Institut immer noch keinen Zusammenhang erkennen kann, ist es an der Zeit, die Kompetenz infrage zu stellen und die Justiz auf die Lage aufmerksam zu machen. Auf wie viele Fälle und Todesopfer sollen wir bei der COVID-19-Impfung warten, bis wir denken, dass es sich lohnt, genauer nachzusehen?

Die verlorenen Jahre

Wenn die Impfung wirken würde, wie viele Jahre würde sie den Menschen schenken, die am meisten von einem COVID-19-Tod bedroht sind?

Wir wissen, dass der Mensch in Deutschland ein Durchschnittsalter von 81 Jahren erreicht (2020: Männer 78,9 und Frauen 83,6) und dass die an/mit COVID-19 Verstorbenen im Durchschnitt älter sind und in der Regel unter zahlreichen Vorerkrankungen litten.[232]

An der Stelle muss man eigentlich nicht mehr viel dazu sagen. Aber es muss ja irgendwie die sonst nicht sichtbare Jahrhundertkatastrophe verteidigt werden. So scheint es, wenn immer wieder Meldungen den Weg in die Schlagzeilen finden, die mit scheinbarem Zündstoff das Feuer der Angst am Brennen halten. Dazu zählen die Meldungen von den verlorenen Jahren aus dem RKI. Diese erscheinen gerade rechtzeitig im Ärzteblatt, um der zu Jahresbeginn nach einem Lockdown-Ende lechzenden Bevölkerung den Spiegel der Angst vorzuhalten. Die Schreckensbotschaft: Wer in Deutschland an COVID-19 verstirbt, verliert fast zehn Jahre Lebenszeit![233]

Sämtliche Medien springen sofort auf den Zug auf. So titelt die »Welt«: »Corona-Opfer verloren laut

RKI-Analyse im Schnitt 9,6 Jahre Lebenszeit.«[234] Der »Focus« ergänzt: »Die Studie beweist, dass nicht nur Ältere und Vorerkrankte dem Virus erliegen«[235] – als ob das jemand behauptet hätte. Dabei gäbe es guten Grund, diese Veröffentlichung in verschiedener Hinsicht zu hinterfragen.

Doch um was geht es hier eigentlich? Zunächst mal muss man Durchschnittsalter und Lebenserwartung unterscheiden. Wer das durchschnittliche Sterbealter erreicht hat, hat trotzdem statistisch noch einige Jahre vor sich. Es handelt sich ja nur um einen Mittelwert, und da schon viele gestorben sind, ohne diesen zu erreichen, bleibt für die übrigen entsprechend Luft nach oben. Doch wie hoch die Lebenserwartung noch ist, wenn Frau/Mann es bis 81 geschafft hat – hängt von sehr vielen Faktoren ab, insbesondere von den vorliegenden Grunderkrankungen. Fast alle Menschen, die an/mit COVID-19 sterben, haben mindestens eine, viele jedoch sogar mehrere Vorerkrankungen. Von den 618 Corona-Todesfällen, die in der Hamburger Pathologie obduziert wurden, hatte nur ein Prozent keine Vorerkrankungen.[236]

Doch obwohl das bekannt ist, wird diese Tatsache in der RKI-Berechnung ignoriert. Damit gehört die Geschichte von den zehn verlorenen Jahren – wie so vieles, was die Regierungsbehörde RKI von sich gibt – in die Welt der Märchen. Mit der Realität zu tun hat das *nichts*.[237]

Die Welle und noch eine und noch eine …

Der saisonale Zyklus von Viruserkrankungen der Atemwege ist seit Jahrtausenden weithin bekannt, da jährliche Epidemien der Erkältungs- und Grippeerkrankung die menschliche Bevölkerung wie ein Uhrwerk in der Wintersaison in gemäßigten Regionen treffen. Es gibt einen Winter-Peak, der je nach Jahr unterschiedliche Höhen erreicht.

Die folgende Abbildung zeigt die Gesamtzahl der infektiösen Atemwegserkrankungen über einen Zeitraum von zwanzig Jahren (1999–2020).[238]

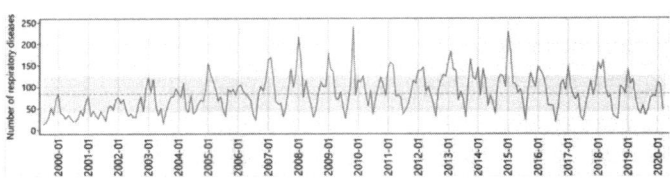

Quelle: https://pubmed.ncbi.nlm.nih.gov/32578052/

Grippeviren feiern bei uns ihre Hochsaison gerne von Dezember bis März, Coronaviren von Oktober/November bis März mit einem Peak im Dezember. Was wäre passiert, hätten wir vor Jahrhunderten angefangen, jede Grippesaison als Wellen zu zählen?

Wollen wir jetzt tatsächlich anfangen, jede Corona-Saison zu zählen?

Im März 2020 erlebten wir einen Rest an Corona-Saison und vor allem viel Labor-Pandemie – weil wir angefangen haben, danach zu suchen. Dann haben die SARS-CoV-2-Viren sich wie ihre anderen Corona-Verwandten in die Sommerpause verabschiedet und sind im Herbst/Winter – genau wie ihre Kollegen, für die sich keiner interessiert – wiederaufgetaucht.

Die *zweite Welle!* Und danach die dritte? Wo soll das enden? Gibt es irgendeinen Hinweis, dass sich die Saisonalität hierzulande durch das neue Familienmitglied SARS-CoV-2 verändert haben sollte? Nein.[239]

Ist es wahrscheinlich, dass dieses Grundschema sich durch SARS-CoV-2-Mutationen verändern wird? Nein.

Mutationen geschehen die ganz Zeit, bei den Verwandten von SARS-CoV-2 genauso – nur hat niemand bislang danach gesucht – warum auch? Sie verändern nicht von heute auf morgen die Eigenschaften eines Virus, so dass es sich das ganze Jahr bei uns zu Hause fühlt.

Das Gerede von der »zweiten (Tsunami) Welle« wurde 2020 von Christian Drosten ins Gespräch gebracht. Er verwies auf die Spanische Grippe. Vor hundert Jahren hat die zweite Welle der Spanischen Grippe 40 bis 50 Millionen Leben dahingerafft.

Moment mal – was heißt das nun? 1918 liegt immerhin hundert Jahre zurück, ganz in der Anfangszeit der Virologie, zu der die vielen Virusfamilien gar nicht bekannt waren. Wenn also von der zweiten Welle geredet wird: Wie kann man sicher sein, dass es überhaupt das gleiche Virus war? Auch wenn viele Wissenschaftler davon ausgehen, ist diese Frage nicht abschließend geklärt.[240] Die erste »Grippe-Welle« überrollte die USA im Frühjahr 1918 und verlief gutartig. Es gab wenige Todesfälle. Die zweite Welle begann im Oktober und raffte Millionen Leben dahin, darunter unglaublich viele junge Menschen.

Ketzerische Frage: Könnte ein anderes Virus hinter der ersten Welle gesteckt haben? Ein Virus, das die befallenen Zellen nicht regelmäßig in den Tod treibt? Ein ... Coronavirus – mit typischem Epidemie-Gipfel im Frühling? Merke weiter: Grippeviren hinterlassen Trümmerfelder in der Lunge, über die sehr gerne Bakterien herfallen. Die Haupttodesursache der Grippe war damals die aufgepfropfte bakterielle Lungenentzündung. Mit der Einführung von Antibiotika ab ca. 1960 hat sich die Lage grundlegend verändert. Die Bakterien, u. a. Pneumokokken, Staphylokokken und Haemophilus influenzae (so genannt, weil dieses Bakterium in den Lungen von Verstorbenen entdeckt und irrtümlicherweise für den Erreger der Grippe gehalten wurde!), sind besiegbar geworden – den Antibiotika sei Dank. Auch schlimme Grippe-Epidemien werden deshalb niemals so viele Opfer fordern wie einst.

Bis heute dennoch auffallend und ungeklärt ist die Tatsache, dass sich unter den jungen spanischen Grippeopfern auffallend viele kerngesunde amerikanische Soldaten befanden. Kann es dafür einen Grund gegeben haben?

Im Sommer 1918 lief in den USA die größte Impf-
kampagne aller Zeiten. Über vier Millionen Soldaten
wurden gegen Typhus geimpft – die Seuche, die seit
Menschengedenken Kampftruppen auf der Welt dezi-
miert und manch eine Schlacht entschieden hat.

Nun enthalten konventionelle Impfstoffe Verstär-
ker, die Entzündungsreaktionen befeuern und das Immunsystem zur Bildung von Antikörpern anregen. Das
Anpeitschen des Immunsystems ist jedoch gerade bei
Virusinfektionen der Lunge wahrscheinlich gefährlich.
Die Lymphozyten wollen ihr Werk in Ruhe verrichten
und die virusinfizierten Zellen sollen möglichst ohne
viel Aufstand umgebracht und entsorgt werden. Ein
Sturm an Kampf- und Botenstoffen (Zytokinsturm) ist
das, was der Mensch dann am wenigsten gebrauchen
kann.

Dieser Umstand könnte durchaus eine gewichtige
Rolle auch bei der Corona-Krise gespielt haben. Auf-
fälligerweise wurden schwere Krankheitsverläufe auch
bei jüngeren Patienten vermehrt in Regionen registriert,
in denen es eine generell ungewöhnlich hohe Impfemp-
fehlung und Impfpflicht von offizieller Seite gab. In
Norditalien fanden im Winter 2019 ausgedehnte und
aggressive Impfkampagnen gegen Meningokokken
statt – zusätzlich zu den Impfaktionen gegen Grippe
und Pneumokokken. Dadurch wurde die Bevölkerung
möglicherweise vorsensibilisiert auf virale Lungenentzündungen – nicht nur durch SARS-CoV-2. Wie die
amerikanischen Soldaten vor 100 Jahren.

Ob diese These einer unabhängigen wissenschaftlichen Prüfung standhält, bleibt abzuwarten. Bis zu ihrer

Widerlegung halten wir es im Interesse der Allgemeinheit für geboten, die Möglichkeit im Auge zu behalten.

Nun zurück zur Frage der zweiten Welle. Sollte es sie 1918 nicht wirklich gegeben haben – ist eine zweite Welle bei irgendeiner nachfolgenden Epidemie oder Pandemie je registriert worden? Die schlichte Antwort heißt: *Nein*. Die zweite Welle einer Epidemie hat es noch *nie* gegeben. Wir haben auch gesehen warum: Unser Immunsystem schützt uns ohne jegliches Zutun davor. So hat es immer funktioniert und so wird es weiter immer funktionieren. Fallen Sie nicht darauf herein: Die Schreckensmeldungen wie »40.000 Neuinfektionen in Frankreich und viele Toten« sind falsch. Verlangen Sie nach den Beweisen: klinische Erkrankungen und PCR-Tests *mit* Ct-Werten. Die gibt es nämlich *nicht*!

Wir fassen zusammen: Abgesehen von der ungewöhnlich tödlichen zweiten Welle bei der Spanischen Grippe 1918, deren Ursache bis heute nicht eindeutig geklärt ist, hat es so etwas nie wieder bei einer Epidemie oder Pandemie gegeben. *Nie* – eine zweite Welle hat es bei keiner Epidemie gegeben und es gibt keinen Grund anzunehmen, dass die Lage bei SARS-CoV-2 anders sein sollte. Ganz im Gegenteil: Es ist nun gesichert, dass unsere Lymphozyten Coronaviren kreuzerkennen und deswegen eine gute Hintergrundimmunität in der Bevölkerung bereits besteht. Diese Hintergrundimmunität wird durch die saisonalen Epidemien höchstens verstärkt und sicherlich nicht geschwächt. Tauchen die

Viren wieder auf, werden die Infektionen keinen schwereren, sondern eher einen leichteren Verlauf nehmen.

Wellen, die uns zumindest als solche verkauft werden, sind produziert – durch das Hoch- und Runterfahren der Testzahlen, Veränderung der Teststrategie oder der eingesetzten Tests (siehe Kapitel »Die Chronik einer Krise«).

Das ändert nichts an der Tatsache, dass Viren, die Atemwegserkrankungen verursachen, in jedem Winter ein Comeback erleben. Nur ist es sinnlos, bei diesen saisonalen Erscheinungen die Wellen zählen zu wollen, als würde es sich um die Spanische Grippe handeln.

Mutationen

Die Erbinformation von Coronaviren ist verschlüsselt in einer bestimmten Abfolge von vier Buchstaben: a, c, g und t. Es reihen sich ca. 30.000 dieser Bausteine aneinander. Das sieht dann z. B. so aus:

... gccatttataactgaaagtaaaccttcagttgaacagagaaaacaagatgataagaaaat ...

Ändert sich das Erbgut an einer Stelle, spricht man von einer Mutation.

... cccatttataactgaaagtaaaccttcagttgaacagagaaaacaagatgataagaaaat ...

Das Erbgut enthält die Bauanleitung für die Virus-Eiweiße. Es gibt Veränderungen, die ohne Folge bleiben. Dann gibt es Veränderungen, die dazu führen, dass sich auch die Eiweiße verändern. Auch das kann ohne Folge bleiben. Es kann aber genauso gut sein, dass ein Virus dadurch neue Eigenschaften bekommt, es ansteckender, weniger ansteckend, gefährlicher oder weniger gefährlich wird. Virus-Mutationen geschehen die ganze Zeit, ohne dass wir davon etwas bemerken. Auch Schnupfen-Viren (Rhinoviren) mutieren vor sich hin, wir könnten anfangen, hier nach Mutationen zu suchen, denn für alte Menschen mit schweren Vorerkrankungen sind sie nicht weniger gefährlich als Grippeviren. Aber wozu sollten wir das tun? Es macht keinen Sinn, weil diese Menschen am Ende ihres Lebens stehen und nur dadurch geschützt werden können, indem sie nicht infiziert werden. Dies wiederum kann durch Abschirmungsmaßnahmen teilweise erreicht werden. Aber das Spektrum der potenziell »todbringenden« Infektionen ist riesig und alltägliche Mutationen erhöhen die »Gefahr« insgesamt nicht. Wichtig ist es, dass die medizinische Versorgung im Ernstfall bereitsteht. Und dies ist im Falle von Corona-Infektionen gar nicht einmal eine besondere Herausforderung. Wir können und wollen die Rolle der behandelnden Ärztinnen und Ärzte hier nicht ersetzen. Auch wenn es – wie bei der Grippe – keine spezifische Therapie gibt, sind die Behandlungsmöglichkeiten inzwischen viel besser und vielfältiger geworden.

Anfang 2021, zu einem Zeitpunkt, als die SARS-CoV-2-Viren längst als Schreckgespenst entlarvt sind, werden jedoch wieder die Alarmglocken geläutet: Mutanten, überall, in Großbritannien, in Südafrika, in Südamerika – sicher auch in vielen anderen Ländern, wenn man überall danach suchen würde. Selbst in Deutschland findet man Mutationen, wo man hinschaut.

Als Anfang 2021 die ersten Corona-Mutanten in Deutschland Schlagzeilen machen, wird verkündet, die neue »UK Variante B.1.1.7« sei nicht nur ansteckender, sondern auch gefährlicher, und damit stände die Überlastung der Intensivstationen unmittelbar bevor. Solche Aussagen beziehen sich dabei auf eine Studie, die nur einen kleinen Anteil von Todesfällen untersucht hat, dazu in einer Jahreszeit (Winter), in der es immer eine Infektionswelle gibt. Die Studie kommt zu folgendem Ergebnis: »Es besteht die realistische *Möglichkeit*, dass B.1.1.7 (...) mit einem erhöhten Todesrisiko verbunden ist.«[241]

Andere Studien kommen zum Ergebnis, dass es keine Hinweise auf Veränderungen der Symptome, der Schwere der Erkrankung und der Krankheitsdauer gibt.[242]

Nun, Möglichkeiten gibt es sehr viele, klare Beweise dafür, dass eine Variante von SARS-CoV-2 gefährlicher ist als das ursprüngliche Virus, gibt es zum aktuellen Zeitpunkt keine.

Die neue Variante B.1.1.7 war im Dezember 2020 zum ersten Mal im Vereinigten Königreich entdeckt worden. Mit dem Hinweis auf ihre schnelle Ausbreitung und die möglichen Gefahren schürten Medien und Politik unverdrossen neue Ängste in der Bevölkerung, ohne dass es dafür eine wissenschaftlich belastbare Grundlage gab.[243]

Seit der ersten Entdeckung der »hochansteckenden« Variante B.1.1.7 wurde diese in zahlreichen weiteren Ländern gefunden. Jetzt könnte man vermuten, dass das irgendwie sichtbar sein müsste – zumindest bei der Anzahl der Neuinfektionen. Weit gefehlt, wie man im Vereinigten Königreich und eigentlich überall sehen kann.[244]

Obwohl zahlreiche Wissenschaftler darauf hinweisen, dass Mutationen das Normalste auf der Welt sind, werden die neuen Varianten von den Regierungen der Welt herangezogen, um neue Maßnahmen zu rechtfertigen.[245]

Tatsache ist, inzwischen sind Tausende von Mutationen von SARS-CoV-2 registriert, die sich von der »Referenzsequenz« unterscheiden.[246] Insgesamt dürften es unzählige sein, denn man findet nur, wenn man sucht. Doch nach Corona-Mutationen zu suchen, ist so sinnvoll wie Grashalme zählen. Wir können sicher sein, sollten sich Viren, egal welche, durch Mutationen so verändern, dass sie für uns tatsächlich brandgefährlich werden – dann werden wir das merken. Und zwar schnell.

- Kann man verhindern, dass Mutationen entstehen? *Nein.*
- Sind Mutationen grundsätzlich gefährlich? *Nein.*
- Bringt es irgendetwas, Maßnahmen mit Hinweis auf die SARS-CoV-2-Mutanten zu rechtfertigen? *Nein.*
- Handelt es sich also um reine Volksverdummung und Panikmache auf Kosten der Menschen in diesem Land? Beantworten Sie sich diese Frage bitte selbst.

Schlagzeilen auf allen Kanälen – wem wollen Sie glauben?

»Die, die am wenigsten wissen, gehorchen am besten«, sagte der irische Dramatiker George Farquhar. Ist kritischer Journalismus, einst die vierte Gewalt in jeder echten Demokratie, noch existent? Zu jeder Tag- und Nachtzeit prägt ein Thema die Schlagzeilen: Corona, Corona, Corona = Gefahr, Gefahr, Gefahr. Die nächste Welle steht bevor, Langzeitopfer, die verlorenen Jahre, neue Mutation entdeckt – Alarm!

Informationsüberflutung über so viele Monate von morgens bis abends, Tag für Tag. Aber nicht mit Fakten, sondern mit Halbwahrheiten und Fehlinformationen.

Immerhin ist im Laufe der Zeit aus – »an COVID-19 verstorben« ein »im Zusammenhang mit COVID-19 verstorben« geworden. Weiter hat es aber nicht gereicht. Obwohl von Anfang an klar war, dass ein positiver RT-PCR-Test kein Beweis dafür ist, dass eine Infektion vorliegt, wurden die RKI-Testzahlen munter als Neuinfektionen verkauft – nur ein Beispiel für die Desinformation des Volkes.

Auch für suggestive Halbwahrheiten, die im Sinne der Meinungsmache unter das Volk gebracht werden, gibt es viele Beispiele. Die Tagesschau verbreitet in den 20-Uhr-Nachrichten: Zahl der Sterbefälle 2020 gestiegen, zeigt Bilder von Särgen, einen klagenden Bestatter und suggeriert das Schlimmste – fernab der Wirklichkeit.[247]

Eine weitere seltsame Erscheinung dieser C-Zeit sind die selbsternannten oder gekauften Faktenchecker. Der Name hört sich eigentlich gut an. Da ist also jemand, der für mich prüft, ob Dinge stimmen? Aber woher weiß ich, ob dieser Mensch überhaupt die fachliche Kompetenz dazu hat? Hat er in der Regel nicht, ist auch nicht Sinn der Sache. Tatsächlich befinden wir uns in einem Informationskrieg.

Angst als Herrschaftsinstrument?

Schon im Mai 2020 wies der Ökonom Stefan Homburg darauf hin, dass die Politik Angst als Herrschaftsinstrument einsetzen würde, um Maßnahmen durchzusetzen, die wissenschaftlich nicht begründbar sind. Die C-Krise wäre auch nicht das erste Mal, dass die Merkel-Regierung auf Angst statt auf Inhalt setzte, um ihre Ziele zu verfolgen.[248]

Rainer Mausfeld, emeritierter Professor für Allgemeine Psychologie an der Universität Kiel, brachte in seinen Büchern und Vorträgen zum Ausdruck, wie Macht und Angst in der politisch-gesellschaftlichen Welt eng zusammengehören. Die, die es verstehen, Angst zu erzeugen, hätten eine sehr wirkungsvolle Methode, auf diese Weise ihre Macht zu stabilisieren und zu erweitern. Die Angst führt zur Verengung des Aufmerksamkeitsfeldes und des Denkens. Daher lässt sich eine kollektive Angsterzeugung nutzen, um je nach Bedarf der Machtausübenden Vorgänge für die Öffentlichkeit unsichtbar zu machen. Angst blockiert die Fähigkeit von Menschen, angemessene Schlussfolgerungen zu ziehen.

Die Politik hat mit der Hilfe der Medien ganze Arbeit geleistet, die Menschen in einen kollektiven Angstwahn zu versetzen. War das eigentlich Absicht?

Sehr bezeichnend war das Strategiepapier des Bundesinnenministeriums aus dem Frühjahr 2020, das die Grundlage lieferte, um der Politik ihren unverantwortlichen Kurs zu ermöglichen. Im Papier wurde als Worst-Case-Szenario vorgerechnet, dass mehr als eine Million Menschen an dem Coronavirus sterben könnte. Ein wahres Killervirus.[249]

Unter Punkt 4., »Schlussfolgerungen für Maßnahmen und offene Kommunikation«, war zusammengefasst Folgendes zu lesen:

»Um die gewünschte Schockwirkung zu erzielen, müssen die konkreten Auswirkungen einer Durchseuchung auf die menschliche Gesellschaft verdeutlicht werden:

1. Viele Schwerkranke werden von ihren Angehörigen ins Krankenhaus gebracht, aber abgewiesen, und sterben qualvoll um Luft ringend zu Hause. Das Ersticken oder nicht genug Luft Kriegen ist für jeden Menschen eine *Urangst*.

2. Wenn Kinder ihre Eltern anstecken und einer davon qualvoll zu Hause stirbt und sie das Gefühl haben, schuld daran zu sein, weil sie z. B. vergessen haben, sich nach dem Spielen die Hände zu waschen, ist es das Schrecklichste, was ein Kind je erleben kann.

3. Folgeschäden: Auch wenn wir bisher nur Berichte über einzelne Fälle haben, zeichnen sie doch ein alarmierendes Bild. Dies mögen Einzelfälle sein, werden aber ständig wie ein Damokles-

schwert über denjenigen schweben, die einmal infiziert waren.«

Und dann natürlich noch der Verweis auf die Spanische Grippe. Das »Strategiepapier« war so abstrus geschrieben, dass man nicht glauben konnte, es sei tatsächlich echt. Aber es war echt. Mehr noch. Rechtsanwälte haben die Herausgabe eines Schriftverkehrs zwischen BMI, RKI und externen Experten erstritten. Dabei stellte sich heraus, dass die Regierung sich mit einer klaren Vorstellung an die beauftragten Wissenschaftler und das RKI gewandt hat. Nämlich mit der Bitte, ein Modell zu erarbeiten, auf dessen Basis »Maßnahmen präventiver und repressiver Natur« geplant werden könnten. Es wurde die Grundlage für den Lockdown im März 2020.[250]

So ging es die ganze Zeit, die Politik holte sich »Experten« und »wissenschaftliche Gutachten«, die nur den Zweck erfüllten, der Politik den Anschein zu geben, als würde man sich an Fakten orientieren. Das Gegenteil war und ist der Fall, wie Frau Merkel, ohne mit der Wimper zu zucken, zugibt: »Es gibt in dem Ganzen auch politische Grundentscheidungen, die haben mit Wissenschaft nichts zu tun.« Und weiter: »Mit der Einladung von bestimmten Wissenschaftlern wollen wir auf bestimmte Fragen, die uns interessieren und die nicht politischer Natur sind, Antworten bekommen.«[251]

Kurzum, Frau Merkel ist sehr wohl bekannt, dass der gefahrene Kurs nicht alternativlos ist, aber er ist nicht anders gewollt. Es war nie beabsichtigt, Studien zu möglichen Kollateralschäden anzufertigen, die den massiven Schaden aufgezeigt hätten, den die desaströse Politik angerichtet hat. Der Kurs der Willkür und Ignoranz wird auf Kosten von Menschenleben und Existenzen fortgesetzt.

Das Panik-Orchester

Die Klaviatur der Angst wird in regelmäßigen Abständen von einem Panik-Orchester bespielt. Die Hauptakteure wechseln sich regelmäßig ab: Söder, Spahn, Wieler, Drosten und andere, die regelmäßig mit Horrormeldungen und besorgten Warnungen für Schlagzeilen sorgen. Ab und zu meldet sich Angela Merkel selbst zu Wort oder auch unser Bundespräsident. XY (Name der Orchestermitglieder beliebig auswechselbar) – ist besorgt, warnt, befürchtet, schlägt Alarm. So beginnen die Schlagzeilen immer wieder – ohne dass es aus wissenschaftlicher Sicht irgendeinen Grund dafür geben würde.

Erinnern wir uns an Herrn Söder im November 2020: Die »Todeszahlen sind so hoch, als würde jeden Tag ein Flugzeug abstürzen«.[252]

Was für eine Aussage. Ethik-Professor Christoph Lütge zufolge sollen derartige Vergleiche nur dazu dienen, »alle paar Tage eine neue Drohkulisse aufzubauen – aber auch das hat tödliche Folgen«. Die Politik lasse so jegliche Kollateralschäden des Lockdowns außer Acht, was »völlig unglaubwürdig« sei.[253]

Wie wir wissen, hat ihn das Söder-Kabinett danach ganz schnell aus dem Bayerischen Ethikrat entlassen. Wer braucht schon Stimmen der Vernunft in einem Ethikrat? Und so warnt Herr Söder immer wieder – vor einem »Öffnungsrausch«, vor der nächsten Welle, vor den neuen Mutanten. Auch Christian Drosten bläst ins gleiche Horn. Schon im März 2020 verkündete er: »Wir müssen damit rechnen, dass ein Maximum von Fällen in der Zeit von Juni bis August auftreten wird.«[254]

Moment, aber Coronaviren sind doch bekannt dafür, dass sie eine Saison haben und in Ländern wie Deutschland in eine Sommerpause gehen? Gingen sie auch, wie wir uns in der Chronik angeschaut haben. Es war ein absoluter *Fehlalarm*.

Im Januar 2021 hatte der Virologe Drosten wieder »schlimme Befürchtungen«, was im Frühjahr und Sommer passieren könnte. Fallzahlen von 100.000 Neuinfizierten pro Tag könnten möglich sein.[255]

Damit nicht genug. So erfahren wir im März 2021: »Für noch Ungeimpfte über 50 wird es ‚brenzlig‘.«[256]

Nun wissen wir, dass vor allem ältere vorerkrankten Menschen ab 70 Jahren anfällig für schwere und tödliche COVID-19-Verläufe sind. Gibt es Anlass zu glauben, dass sich daran etwas geändert hat? Nein. Während andere Forscher längst darauf hinweisen, dass SARS-CoV-2-Viren längerfristig nicht gefährlicher sein werden als die Grippe, macht das Panik-Orchester weiter apokalyptischen Lärm.[257]

Das RKI und die Zahlen

Das Robert Koch-Institut (RKI) ist eine Behörde, die an Weisungen der Bundesregierung bzw. des Bundesgesundheitsministers gebunden ist. Das RKI informiert nicht, es liefert der Politik Zahlen. Zahlen, die nicht in Bezug gesetzt werden und damit nicht aussagekräftig sind.

Der deutsche Internist und ehemalige stellvertretende Vorsitzende des Sachverständigenrates zur Begutachtung der Entwicklung im Gesundheitswesen, Matthias Schrappe, brachte es so auf den Punkt: Die Inzidenzzahlen des RKI sind nicht das Papier wert, auf dem sie geschrieben seien.[258] Informieren – würde damit anfangen, darüber aufzuklären, dass die »Fälle« keine Fälle oder Infektionen sind, sondern Testergebnisse. Informieren würde bedeuten, diese Zahlen zumindest in Bezug zur Anzahl der durchgeführten Tests zu setzen. Informieren würde bedeuten, zwischen Infektionen und Erkrankungen zu unterscheiden.

Durch die Anzahl an Tests kann jederzeit die Anzahl dieser sogenannten »Fälle« beeinflusst werden. Das gilt auch für die Teststrategie, die mehrmals geändert wurde – wird breit getestet oder nur bei Menschen mit Symptomen, mit RT-PCR und/oder Massenschnelltests z. B. an Schulen? Die gesamte Testpolitik wird offensichtlich nicht an medizinisch-wissenschaftlichen Fragen ausgerichtet, sondern daran, was die Politik gerade braucht.

Zu Beginn der Pandemie, als es wichtig gewesen wäre herauszufinden, wie viele Menschen auch ohne

Symptome infiziert sein würden, wurden nur Menschen mit Symptomen getestet. Im Sommer, als die Coronaviren weg waren, wäre es sinnvoll gewesen, nur Menschen mit Symptomen zu testen – doch da wurden die Testzahlen ins Millionenfache hochgefahren. Das hat nichts mit Wissenschaft zu tun. Ganz im Gegenteil.

Noch schlimmer wird es beim Thema Inzidenzwert. Nachdem der R-Wert ausgedient hat, ist dieser Wert inzwischen auserkoren, über Freiheitsbeschränkung oder Freiheit zu entscheiden. Dabei taugt er gar nicht dazu, aus vielerlei Gründen nicht. Eine Analyse des statistischen Instituts der Ludwig-Maximilians-Universität München kommt zu dem Schluss, dass der Inzidenzwert *nicht* das »Maß aller Dinge« sein dürfe.[259]

Wir erinnern uns, der Inzidenzwert ist die Anzahl an *Neuinfektionen* über sieben Tage pro 100.000 Einwohner. Infektionen können jedoch weder mit der RT-PCR noch mit dem Schnelltest nachgewiesen werden. Damit kann keine Inzidenz berechnet werden. Damit gibt es auch keine rechtliche Grundlage für irgendwelche Maßnahmen.

Aber darum geht es offensichtlich nicht. Am 22. März 2021 möchte die Bundeskanzlerin Deutschland in den härtesten aller Lockdowns schicken. Gründonnerstag und Karsamstag werden zu Ruhetagen erklärt, Osterfeierlichkeiten soll es nur digital geben. Reisen zu Ostern? Von wegen. Der Lockdown soll weitergehen – mindestens bis zum 18. April (einige sprechen schon vom Herbst), auch wenn die Kanzlerin nach massiver Kritik mit einigen Vorstellungen zurückrudern muss. Ziel der Verschärfung: die dritte Corona-Welle brechen und das exponentielle Wachstum stoppen!

Schauen wir uns das exponentielle Wachstum der »dritten Welle« an, von dem das RKI und die Kanzlerin sprechen.[260]

Was genau wächst exponentiell, die Anzahl der als »Neuinfektionen« verkauften positiven Tests und damit die Inzidenzen, die keine sind? Nein, die Inzidenzwerte steigen, aber sicher nicht exponentiell.

Tatsächlich sind ab der KW 10 2021 mehr Menschen »positiv«. Aber zufälligerweise sind auch die Testzahlen wieder gestiegen. Dazu kommen die Schnelltests. Seit der KW 10 können sich alle Bürgerinnen und Bürger mindestens einmal wöchentlich mit einem Schnelltest testen lassen. Sie sind bekanntermaßen noch viel öfter falsch-positiv als die RT-PCR-Tests. Wir erinnern uns, laut RKI sind 98 Prozent falsch-positiv in der Zeit, in der die Coronaviren keine Saison haben – die beginnt Anfang März. Auch jeder falsch-positive Schnelltest wird dem RKI gemeldet. Spielt das vielleicht auch eine Rolle für den »Anstieg«?

Es ist unbedingt anzumerken: Zwar hört man immer wieder die Behauptung, dass fraglich positive Tests geprüft werden. Was verschwiegen wird, ist jedoch: Auch bei einer Prüfung wird der Ct-Wert nicht in die Bewertung einbezogen. Das heißt: Positiv bleibt auch dann positiv, wenn der hohe Ct-Wert eigentlich sagt, dass der Test negativ ist. Eine irrsinnige Situation, die daher rührt, dass ein nicht aussagefähiger Test in der Normalbevölkerung zur Feststellung einer »Infektion« verwendet wird.

Wenn die Infektionszahlen steigen, sollten dann nicht auch die Todeszahlen steigen und die Anzahl an Erkrankten in den Krankenhäusern? Stattdessen ist der Stand der Hospitalisierungen wegen Corona Ende März 2021 auf den tiefsten Stand seit dem 25. Oktober 2020 gefallen.[261]

Auch die Anzahl an »COVID-19-Toten« steigt nicht weiter an, sondern erreicht einen Tiefstand? Trotzdem geht es in den nächsten Lockdown?

Nach Ostern soll die Teststrategie wieder geändert werden. Das zweimalige Testen pro Woche in Schulen und Betrieben wird vorbereitet. Das dürfte die »Fallzahlen« weiter nach oben treiben. Wenn man im Sommer dazu wieder die Gesamttestzahlen erhöht –dann werden wir nicht mehr in die alte »Normalität« zurückkommen. Aber nicht, weil eine Notwendigkeit bestanden hätte im Sinne des Gesundheitsschutzes der Bevölkerung. Die Anzahl an schweren akuten respiratorischen Infektionen (SARI) war 2020/2021 bei Erwachsenen so niedrig wie selten. Das galt auch für die Auslastung der Krankenhäuser.

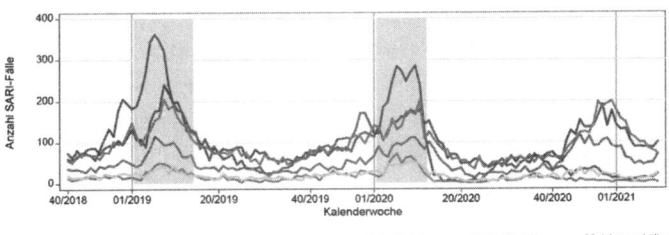

Quelle: Abbildung aus https://influenza.rki.de/Wochenberichte/2020_2021/2021-11.pdf

Es ist alles nur eine Frage des politischen Willens. Die Absurdität wird deutlich, wenn man sich vor Augen hält, wovon wir hier eigentlich reden. Zum aktuellen Zeitpunkt (Ende März 2021) werden circa 200.000 Menschen gemeldet, die ein positives Testergebnis haben und damit als »infiziert« geführt werden. Das sind 0,24 Prozent der Bevölkerung. Grafisch dargestellt sieht das so aus:

Anteil Infizierte an Gesamtbevölkerung

Das weiße »Tortenstück« ist der Anteil der »Infizierten«, von denen die meisten nicht infiziert sind. Von diesen werden wiederum über 95 Prozent kein ernstes Problem mit COVID-19 haben. Wovon reden wir hier also eigentlich?

Der Anfang vom Ende: die Jagd nach Schreckgespenst COVID-19

Gegen Ende dieses Buches kehrt der Anfang der Katastrophe in den Blickwinkel zurück. Es war und ist die unbegreifliche Angst vor dem Schreckgespenst SARS-CoV-2, die uns in den selbstbestimmten Abgrund treibt. Das Virus muss gejagt und verjagt werden. Mit allen Mitteln. Mit einem Test von dubioser Aussagekraft. Mit drakonischen Maßnahmen von fragwürdiger Wirksamkeit. Mit Impfungen, deren Sicherheit und Schutzwirkung gar nicht etabliert sind. Um das Unverhältnismäßige des Ganzen zu verdeutlichen, führen wir Ihnen die Kurzgeschichte von zwei Bakterien vor Augen, die ungleich wichtiger – sprich tödlicher – sind als SARS-CoV-2.

Antibiotisch multiresistente Staphylokokken (MRSA) verursachen jedes Jahr Abermillionen schwerer Erkrankungen und Todesfälle in Krankenhäusern weltweit. Sie gehören zu den wichtigsten Erregern von Krankenhausinfektionen. Woher kommen diese Keime? Antwort: von uns selbst! Viele gesunde Menschen beherbergen die Keime, mit Vorliebe in der Nase und auf der Stirn. Wenn man sie dort sucht, kann man sie mit großer Verlässlichkeit (im Gegensatz zur Corona-PCR) finden. Aber sie machen bei gesunden Menschen seltenst krank. Sie entfalten sich dann, wenn sie »unter die Haut«, z. B. in Operationswunden, gelangen. Dann aber kann es richtig abgehen. Und weil sie gegen Antibiotika multiresistent sind, kann es auch schiefgehen.

Wenn wir beginnen würden, alle gesunden Men-

schen auf MRSA zu testen und bei Testpositiven Isolie-
rungs- und Therapiemaßnahmen zu ergreifen, bräuch-
ten wir kein Coronavirus mehr, um uns selbst zu zerstören.

Pneumokokken sind die häufigsten Erreger von
tödlich verlaufenden Lungenentzündungen bei älteren Menschen. Die Bakterien hausen im Rachen vieler
symptomfreier, absolut gesunder Menschen. Wenn wir
beginnen würden, nach ihnen zu suchen, würden wir
sofort hunderttausendfach fündig werden. In Deutschland allein.

Und dann? Quarantäne? Antibiotika-Therapie?
Maske? Zwangsimpfung (auch gegen Pneumokokken gibt es eine Impfung, deren Wirksamkeit zweifel-
haft ist)? Könnte uns die Politik das auferzwingen? Bestimmt nicht.

Ein letzter Versuch, unsere Corona-verängstigten
Mitmenschen zu erreichen und zu beruhigen. Wissenschaftliche Studien haben gezeigt, dass »normale« Coronaviren im Nasen-Rachenraum von 0,5 bis
ein Prozent gesunder Menschen nachweisbar sind.[262]
Das entspricht 500 bis 1000 positiven Nachweisen pro
100.000 Personen. Wenn sich nun SARS-CoV-2 mit
einem Anteil von zehn Prozent hinzugesellt hätte, sind
zu jeder Zeit 50 bis 100 echt positive Nachweise pro
100.000 Personen erwartbar. Hinzu kommen werden
auch noch die falsch positiven Fälle (zu hohe Ct-Werte,
technische Fehler bei Probenentnahme und Testdurch-
führung).

Irgendeinen oberen Grenzwert als akzeptierbare
»Inzidenzzahl« festzulegen für die Allgemeinbevölke-

rung entbehrt jedweder Logik und wissenschaftlicher Grundlage – zumal die Tests nicht einmal die Infektiosität (also echtes Vorhandensein des Virus) nachweisen.

Bitte, bitte also, liebe Mitmenschen, lasst uns endlich zur Vernunft zurückkehren und zur alten Normalität!

Abschaffung der Demokratie?

Viele BürgerInnen der damaligen DDR stellen für sich fest, dass es trotz aller Propaganda und eingeschränkten Freiheiten in der BRD 2020/21 sehr viel schlimmer zugeht. Freiheitsentzug und Reiseverbot – kommt einem alles bekannt vor.

Das Reisen soll keinen Spaß mehr machen, wenn man es denn überhaupt noch darf. Für Menschen, die aus gesundheitlichen Gründen keine Maske tragen dürfen, fällt das Reisen mit Bahn oder Flugzeug schon lange weg. Denn das Attest des behandelnden Arztes wird nicht anerkannt. Früher wäre das sehr wahrscheinlich unter Diskriminierung gefallen – nicht aber in der »Jahrhundertkrise«.

Die Grundrechte werden ohne wissenschaftlich-begründbare Notwendigkeit ausgesetzt. Auch das Recht auf Meinungsfreiheit gilt nicht mehr. Immer wieder wird in diesem Zusammenhang darauf hingewiesen, dass man doch sagen und schreiben darf, was man denkt. Das darf man, aber in einer funktionierenden Demokratie gilt die Freiheit einer eigenen Meinung uneingeschränkt – ohne Konsequenzen. Im Jahr 2020/21 gilt das nicht, wessen Meinung nicht passt, wird nicht nur diffamiert, sondern bekommt weniger Gehalt, wird entlassen oder sonst wie abgestraft. Es werden Exempel statuiert. Wie auch der Chef des Gesundheitsamtes Aichach-Friedberg in Bayern erfahren musste. Wer den Kurs der Politik kritisiert, muss mit Konsequenzen rechnen.[263]

Das ist keine Meinungsfreiheit im Sinne einer Demokratie.

Aber das Recht auf Versammlungsfreiheit hat man doch noch, man darf sogar demonstrieren, es ist doch alles gut?

Leider nein. Demonstrationen werden immer wieder dem vermeintlichen Gesundheitsschutz untergeordnet und weitgehend verboten. Und das völlig ohne evidenzbasierte Grundlage. Wenn sie erlaubt werden, dann oft nur als kleines möglichst unsichtbares Demonstratiönchen. So wie in Köln, als am 20. Februar 2021 ein *stehender* Schweige*Marsch* am Heumarkt mit zehn Menschen genehmigt wurde.[264]

Noch schlimmer, die Menschen, die für die Rückgabe der demokratischen Grundrechte auf die Straße gehen, werden von der Presse diffamiert. Von den großen Sorgen und der berechtigten Maßnahmen-Kritik der unzähligen Mütter, Väter, Omas, Opas und Kinder – wird nicht berichtet. Dabei gäbe es wichtige Fragen zu klären.

Wann werden uns die Grundrechte wieder zurückgegeben? Werden sie uns wieder zurückgegeben?

Was macht die Justiz?

Der frühere Präsident des Bundesverfassungsgerichtes, Hans-Jürgen Papier, äußerte sich in einem Interview mit der Zeitung »Die Welt«: »Die Menschen dieses Landes sind keine Untertanen«![265] Es scheint ihm wichtig, dieses festzustellen in Zeiten, in denen diese Tatsache von vielen Politikern mit ihren absolutistischen Allüren und leider auch – mal wieder – von vielen »Untertanen« selbst vergessen scheint.

Er stellte fest, dass die Werteordnung unserer Verfassung schon vor der Pandemie schleichend ausgehöhlt wurde. Dieser Prozess hätte durch die Pandemie ungeahnte Ausmaße angenommen in Hinblick auf die Geltung der Grund- und Menschrechte und die Strukturen der parlamentarischen Demokratie.

Wörtlich sagte er: »Ich habe neulich eine Formulierung gehört, die etwa lautete: Wenn die epidemische Lage so bleibt, wie sie jetzt ist, dann kann es keine neuen Freiheiten geben.« – »Eine Formulierung der Kanzlerin ...«, fügt der Interviewer ein. Papier: »Von wem auch immer: Darin kommt die irrige Vorstellung zum Ausdruck, dass Freiheiten den Menschen gewissermaßen vom Staat gewährt werden, wenn und solange es mit den Zielen der Politik vereinbar ist. Nein, es ist umgekehrt! Die Grundrechte sind als unverletzliche und unveräußerliche Menschenrechte des Einzelnen verbürgt. Sie können zwar eingeschränkt werden, aus Gründen des Gemeinwohls durch Gesetz oder aufgrund eines Gesetzes. Aber es handelt sich nicht um eine einseitige Gewährung des Staates, die man mehr oder weniger beliebig entziehen und neu vergeben kann.«

Doch das Bundesverfassungsgericht schweigt trotz der massivsten Grundrechtseingriffe in der Geschichte des Landes. An der Spitze dieses höchsten deutschen Gerichts in Karlsruhe sitzt der ehemalige CDU-Abgeordnete, Stephan Harbarth. Er stand wiederholt in der Kritik, da ihm vorgeworfen wurde, Gelder ohne Gegenleistung angenommen zu haben. Der gelernte Wirtschaftsanwalt war 2018 aufgestellt worden – vom wem noch mal gleich? Ach ja, von Frau Merkel.[266] Kann man sich vorstellen, dass von gerade dieser Stelle Kritik kommen sollte? Schwierig. Stattdessen gibt er von sich: »Wer die Gegenwart als ‚Diktatur‘ bezeichnet, relativiert die Naziherrschaft und diffamiert die beste Republik unserer Geschichte.«[267] Eine angebliche »Pandemie« ohne Übersterblichkeit mit leeren Krankenhäusern, dafür aber mit Abschaffung der Grundrechte – das ist für einen höchsten Verfassungsrichter die beste Republik der Geschichte?

Ein Berliner Richter hat selbst Verfassungsbeschwerde in Karlsruhe eingereicht. Er sagt: »Völlig klar – was wir erleben, ist verfassungswidrig.«[268]

Man darf gespannt sein.

Eine kleine Hoffnung liegt auf den lokalen Gerichten. Das Amtsgericht Weimar hat einen Mann freigesprochen, der im April 2020 gegen die Corona-Regeln verstoßen hatte. Der zuständige Richter nennt den Lockdown eine »katastrophale Fehlentscheidung«. Sämtliche Eingriffe seien unverhältnismäßig und verfassungswidrig.[269]

Die vierte Gewalt scheint als solche nicht mehr existent, ob die dritte Gewalt in Deutschland noch funktioniert, wird sich zeigen.

Was machen die Ärzteschaft und Wissenschaft?

In dieser turbulenten Zeit blieb es in einer Ecke erstaunlich still. Bedenklich still! Wo war die Ärzteschaft?

Es gibt einen alten Witz, der auch heute noch so bezeichnend ist wie früher: Ein Physikstudent und ein Medizinstudent bekommen von ihren Professoren ein Telefonbuch auf den Tisch gelegt. Sie sollen es auswendig lernen. Der Physikstudent fragt: Warum? Der Medizinstudent fragt: Bis wann?

Das Nachdenken und Nachfragen ist kein zentraler Teil im Medizinstudium. In gewisser Weise ist es deshalb nicht wirklich verwunderlich, dass ein Großteil der gelobten Ärzteschaft mit ihren Führungspersönlichkeiten politikkonform und unkritisch mitläuft. Einige beschlossen direkt, den Verlockungen nachzugeben und sich der Elite der Krisengewinner anzuschließen. Die meisten werden jedoch mit dem Strom fortgeschwemmt. Viele Jüngere haben Angst vor beruflichen Konsequenzen. In den Kliniken gibt es klare Ansagen: ein Wort – Karriere-Ende.

Dazu arbeitet die Regierung auch hier mit Angst. Hausdurchsuchungen bei Ärzten, die angeblich »Gefälligkeitsatteste« ausgestellt haben sollen. Die Art und

Weise, wie dabei vorgegangen wird, erinnert an schlimme alte Zeiten. Durchsucht werden nicht nur die Praxen, sondern auch private Räumlichkeiten; nicht mit zwei bis drei Polizisten, sondern gleich mit einer ganzen Mannschaft. Als würde es sich hier um kriminelle Schwerverbrecher handeln und um die Aushebung eines mafiös-gefährlichen Attest-Kartells.

Hier geht es nicht um Verhältnismäßigkeit, sondern um Einschüchterung. Und selbstverständlich auch darum, Exempel zu statuieren. Die Ärzte sollten bitte schön fügsam bleiben, wenn sie keinen Ärger haben wollen.

Auch wenn viele Ärzte und Wissenschaftler schweigen, erkennen mit der Zeit immer mehr die Wahrheit. Notgemeinschaften entstanden mit dem gemeinsamen Ziel, den Schwindel bloßzulegen. Der Verein MWGFD (Mediziner und Wissenschaftler für Gesundheit, Freiheit und Demokratie) machte sich zur Aufgabe, verlässliche Informationen zur Krise zur allgemeinen Verfügung zu stellen. Die »Ärzte für Aufklärung« schlossen sich zusammen, um den Menschen beizustehen und sie mit Informationen zu versorgen.

Einzelne Fachgesellschaften meldeten sich zu Wort, so auch das Deutsche Netzwerk Evidenzbasierte Medizin e. V. Diese Gesellschaft hat sich seit vielen Jahren sehr verdient gemacht, evidenzbasierte Gesundheitsinformation für Entscheidungen zugrunde zu legen. So hat das Netzwerk unter dem Vorsitz des Wissenschaftlers und Mediziners Andreas Sönnichsen bereits im März 2020 gemahnt, die Falldefinition und Inzidenzzahlen korrekt anzugeben. Im September 2020 folgte eine sachliche Stellungnahme zur Corona-Pandemie, verfasst mit dem Titel: »COVID-19: Wo ist die Evidenz?«[270]

Ein weiterer Lichtblick ging auf in fernen Ländern. Unter der Initiative von Nick Hudson (Südafrika) und Abir Ballan (Dubai) formierte sich die übernationale PANDA (Pandemic Data Analysis) Organisation. Durch sie wurde wiederum die »Great Barrington Declaration« initiiert, die im Oktober 2020 vom Mediziner Martin Kulldorff, der Epidemiologin Sunetra Gupta und dem Epidemiologen Jay Bhattacharya unterzeichnet wurde. Die Kernforderung der Professoren war die Aufhebung aller Corona-Maßnahmen. Stattdessen empfiehlt die Erklärung den gezielten Schutz der Risikogruppen, während den Jungen und Personen mit einem geringeren Sterberisiko erlaubt werden solle, ihr normales Leben zu führen. Dadurch würden die durch einen Lockdown verursachten Kollateralschäden vermieden werden.

800.000 Menschen haben die Erklärung unterschrieben, davon über 50.000 Ärztinnen und Ärzte und Medizinforscher. Im Dezember 2020 wurde ein begleitendes Protokoll zur Wiederöffnung der Gesellschaft (Protocol for Reopening Society) veröffentlicht, in dem ein Weg zurück zur Normalität bei gleichzeitigem Schutz der Risikogruppe aufgezeigt wurde.[271]

Den Beratern Merkels stehen viele entgegengesetzte Ansichten gegenüber, die durchwegs ignoriert werden. Der Mediziner Matthias Schrappe kommt zu dem Schluss: »Die Kanzlerin leidet unter dem Kuba-Syndrom – sie lässt nur noch eine Meinung zu.« Seit dem

Frühjahr 2020 plädiert er gegen massive Lockdowns und für einen besseren Schutz der besonders gefährdeten Menschen. Er formulierte dazu mit verschiedenen Wissenschaftlern umfassende Thesenpapiere. Auf die Frage nach der Sinnhaftigkeit von Inzidenzwerten sagt er: »Der Begriff Inzidenz ist schon unzulässig und falsch. Die Melderaten, die sehr unzuverlässig sind, werden da einfach hochgerechnet. Wenn sie viel testen, sind die Zahlen hoch, testen sie wenig, sind sie niedrig. Es ist ein Skandal, dass mit diesen Zahlen gesteuert werden soll (...) Dabei wette ich, dass, wenn die 50 oder 35 erreicht sind, man sich etwas Neues ausdenken wird. Es ist eine haltlose, hoffnungslose und sinnlose Strategie, die da gefahren wird.«[272]

Auch der weltweit anerkannte Virologe Klaus Stöhr kritisiert Merkels Corona-Strategie. Vor allem die Ausrichtung auf einen Inzidenzwert von 50 sei illusorisch und Zero-Covid gar zero realistisch.[273]

Hendrik Streeck und andere Virologen sehen es ganz ähnlich und fordern eine breitere Expertise als Grundlage für Entscheidungen.[274]

Insgesamt geht die Spaltung, die durch die gesamte Gesellschaft geht, auch genauso durch die Ärzteschaft und Wissenschaft. Lösen ließe das Problem sich nur, wenn man miteinander redet. Doch ein – von unserer Seite und anderen Kritikern – immer wieder angebotener sachlicher Diskurs fand nie statt. Er ist auch politisch offensichtlich nicht gewünscht.

Was macht das Volk?

Es war einmal ein Kaiser, der liebte schöne Kleider. Da kamen zwei Gauner vorbei, die versprachen dem Kaiser die allerschönsten Kleider zu machen – die könne aber nur sehen, wer seines Amts würdig und nicht dumm sei. Aus Sorge, ihres Amtes womöglich nicht würdig oder gar dumm zu sein, lobten alle die Schönheit der nicht vorhandenen Gewänder. Der Schwindel fliegt erst auf, als ein Kind bei einem Festumzug ruft: Der Kaiser, der ist nackt!

Diese unbestreitbare Tatsache wird durch die staunende Menge getragen, bis das ganze Volk es ruft! Der Kaiser erkennt, dass das Volk recht zu haben scheint, entscheidet sich aber, mit seinem Hofstaat die Parade fortzusetzen. Scham und Anstand waren ihm fern und so regierte er ungerührt und selbstverliebt weiter bis zu seinem Lebensende.

So oder ähnlich hieß es mal in einem Märchen.

Hans Christian Anderson erinnert die Leser in seinem berühmten Märchen daran, wie sehr die Wahrnehmung der Wirklichkeit von der offenkundigen Wahrheit abweichen kann. Der Wunsch nach Konformität ist größer als der Wunsch, sich mit Fakten auseinanderzusetzen.

Solomon Asch, ein polnisch-amerikanischer Pionier der Sozialpsychologie, untersuchte dieses Phänomen in den 1950er-Jahren. Er ging der Frage nach, wie Konformitätsdruck eine Person beeinflussen konnte. Bekannt ist unter anderem das »Fahrstuhl«-Experiment. Drehen sich alle Personen im Fahrstuhl in eine Richtung, dreht sich die Versuchsperson ebenfalls in die gleiche Richtung. Dieser »Gruppenzwang« funktioniert aber nicht nur im Verhalten. Wenn alle das Gleiche behaupten, auch wenn es ganz offensichtlich falsch ist – glaubt man es irgendwann selbst.

Das Stichwort heißt: Konformitätsdruck. Oder anders gesagt: Menschen sind Herdentiere und wollen zur Gruppe (Mehrheit) dazugehören.

Ist das das Hauptproblem?

Es ist auf jeden Fall eins der Probleme. In der Gesellschaft ist der Druck umso größer, je höher die soziale Stufe ist, die ein Mensch erklommen hat. Klar, von weit oben fällt man tiefer. Insofern würde es dazu passen, dass zahlreiche Akademiker zu den Corona-Gläubigen gehören (ohne sich jemals mit den Fakten auseinandergesetzt zu haben), während der Verkäufer oder Maurer bei dem Thema nur müde lächelt.

In der Presse scheint es ähnlich. Der Druck kommt weniger von oben als von der Seite. Einige Journalisten vom öffentlich-rechtlichen Rundfunk haben sich anonym zur Frage geäußert, warum die Berichterstattung so einseitig ist. Der Herdentrieb scheint hier eine wichtige Rolle gespielt zu haben.[275]

Die COVID-19-»Pandemie« ist längst als Fake entlarvt, wie einst die Schweinegrippe zuvor. Viele Menschen sind aufgewacht, andere immer noch nicht. Politik und Medien haben ganze Arbeit geleistet, das Volk in einen kollektiven Angstwahn zu versetzen. Der Wunsch, »konform« zu sein, hält nach wie vor viele davon ab, sich mit den Fakten auseinanderzusetzen. Dabei müsste nur jemand laut genug rufen: Der Kaiser, der ist nackt!

Die Welt reagiert im Gleichklang?

Konformität hin oder her, es kann doch nicht sein, dass in so vielen Ländern der Welt der gleiche sinnlose Blödsinn gemacht wird?

Doch. Weil schon jahrzehntelang daran gearbeitet wurde, die Handlungsweisen der »Führungsstaaten« der Welt für den Fall eines Krisenszenarios in Einklang zu bringen. Grundsätzlich keine schlechte Idee. Im Falle einer echten (!) Krise könnte so etwas durchaus hilfreich sein.

Der Journalist Paul Schreyer hat in seinem Buch und seinen Vorträgen analysiert, wie womöglich die Gleichschaltung aller Länder im Kampf gegen das vermeintliche Killervirus zustande gekommen sein könnte. Tatsächlich treffen sich seit Jahrzehnten immer die gleichen reichen, einflussreichen Industrieländer und Gäste, um sich abzustimmen. Eine mögliche Bedrohung durch Krankheitserreger (als Biowaffe oder in anderer Form) war dabei wiederholt Thema und die Frage, wie man darauf reagieren sollte, wurde in den letzten Jahren zunehmend detaillierter »eingeübt«.

Im Mai 2017 trafen sich hochrangige Gesundheitspolitiker aus den 20 führenden Industrie- und Schwellenländern (G20) in Berlin und spielten dabei folgendes Pandemie-Szenario durch:[276] In einem fiktiven Entwicklungsland verursacht ein unbekanntes Virus eine schwere Atemwegserkrankung. Das neue »Mountain Associated Respiratory Syndrom« (MARS)-Virus breitet sich aus und erreicht die Nachbarländer. Eine globale Gesundheitskrise! Was ist zu tun? Vorgaben, Melde-

pflichten und verabredete Meldeketten, die kaskaden-
artig von der internationalen auf die nationale Ebene
reichen sollen, werden von den Teilnehmern durchge-
spielt und eingeübt.

Im Mai 2018 wird auf Einladung des Johns Hopkins Center for Health Security in Washington, D.C.
das Ganze noch realistischer trainiert. »Clade X«
ist ausgebrochen, es gibt 900 Millionen Tote weltweit! Und dann natürlich die Simulationsübung einer
Coronavirus-Pandemie direkt vor der Coronavirus-
»Pandemie« – das »Event 201« im Oktober 2019. Ver-
blüffend ist, wie das echte Manöver dem Drehbuch
der Simulationsübung ähnelte – von der Ausrufung
der Pandemie über die mediale Informationskontrolle,
zur Einführung der Corona-Maßnahmen und zur Be-
schränkung der Freiheits- und Menschenrechte.

Veranstalter waren das Johns Hopkins Center,
das Weltwirtschaftsforum (World Economic Forum –
WEF) und die »Bill & Melinda Gates«-Stiftung. Teilnehmer waren neben Politikern die Vorstandsmitglie-
der großer Weltkonzerne, der Pharmaindustrie, der Fi-
nanzwelt und der machtvollen Medienwelt. Teilnehmer
aus Mittelschicht oder Einzelhandel, aus Soziologie
oder Psychologie oder verschiedenen Bereichen der Medizin? Fehlanzeige. Wenn da nicht langsam alle wissen,
was zu tun ist!

So ist die ganze Welt rechtzeitig im Alarm-Modus
und marschiert im Gleichschritt in den Krieg gegen ein
vermeintliches Killervirus.

Quo vadis? – Oder: Wohin marschieren wir eigentlich?

Wir stehen vor einem Scheideweg. Michael Esfeld, Professor für Philosophie an der Universität Lausanne, hat dieses Thema in einem Diskussionsbeitrag hervorragend zusammengefasst: »Die geschlossene Gesellschaft und ihre neuen Freunde: warum es falsch ist, die Gesundheit höher zu gewichten als die Menschenwürde.«

Er bezieht sich dabei auf das große Werk von Karl Popper. Popper war ein österreichisch-britischer Philosoph, der unter anderem durch seine Arbeiten zur politischen Philosophie bekannt wurde. Berühmt wurde er durch seine Ausarbeitung: »Die offene Gesellschaft und ihre Feinde.« In Bezug auf dieses Werk stellt Esfeld fest, dass die freie Welt vor einer folgenreichen Weichenstellung steht zwischen offener Gesellschaft und Totalitarismus. Mit Totalitarismus sei in der Politikwissenschaft eine Herrschaftsform gemeint, in der der Staat im Namen einer höheren Ideologie in alle sozialen Verhältnisse hineinregiert, ohne Grenzen und Schranken.

Genau das würde auch heute passieren: Man setzt bestimmte Werte absolut, wie Gesundheitsschutz oder

Klimaschutz. Eine Allianz aus Experten und Politikern nimmt für sich in Anspruch, das Wissen zu haben, wie man das gesellschaftliche bis hin zum familiären und individuellen Leben steuern muss, um diese Werte zu sichern. Diese Werte werden so erhöht, dass alles andere untergeordnet werden muss – auch die individuelle Menschenwürde und die Grundrechte.

Damit das funktioniert, wird Angst geschürt, vor einem Killervirus oder einer Klimakrise oder irgendetwas – um Akzeptanz dafür zu erhalten, die Grundwerte unseres Zusammenlebens beiseitezuschaffen – genau wie in den Totalitarismen. Diese könne man nur mit einem substanziellen Menschenbild angehen, das auf Freiheit, Menschenwürde und Grundrechten basiert, die bedingungslos gelten.

Esfeld schließt seinen Beitrag mit den Worten[277]: »Es ist höchste Zeit, dass wir uns der Weichenstellung bewusstwerden, vor der wir stehen. Dazu braucht es einen nüchternen Blick – und keinen von Angst getriebenen.« Dem kann man nur zustimmen.

Schlusswort

Die SARS-CoV-2 Viren taugen nicht zum Killervirus, das war bereits Mitte 2020 offensichtlich, inzwischen führt an der Tatsache gar kein Weg mehr vorbei. Doch die Regierung setzt ihren zerstörerischen Kreuzzug fort. Es geht dabei nicht um den Schutz der Gesundheit oder um das Wohl der Bevölkerung. Beides wurde massiv gefährdet und zerstört. Die Demokratie wurde ausgehöhlt, das Volk gespalten. Ein Ende ist nicht in Sicht. Ganz im Gegenteil sieht es danach aus, dass die menschenverachtende Politik weiter fortgeführt wird. Ständig werden neue Richtwerte zugrunde gelegt, neue Gefahren beschworen, neue Regeln ersonnen, neue Ängste geschürt – für die es überhaupt keine wissenschaftliche Grundlage gibt.

Es wird höchste Zeit, unsere Ängste hinter uns zu lassen.

Es wird höchste Zeit, dass wir diese verfehlte Politik nicht länger hinnehmen.

Es wird höchste Zeit, unsere Freiheit und Menschenwürde zurückzufordern

Es wird höchste Zeit, den Wahnsinn zu beenden. Es wird höchste Zeit, dass wir wieder anfangen zu *leben*.

Wir brauchen Kontakte zu anderen Menschen, wir brauchen Umarmungen, körperliche Nähe. Wir haben ein Recht auf Selbstbestimmung und Entscheidungsfreiheit, auf Bildungschancen, Kultur und Konzerte, Restaurantbesuche, Reisen, Treffen von Freunden, Sport, Musik, Tanz, Feiern und Hobbys – auf Lebensqualität und Lebensfreude.

Unsere Kinder haben das Recht auf eine unbeschwerte Kindheit. Die alten Menschen haben ein Recht darauf, selbstbestimmt und in Würde ihren letzten Weg zu gehen.

Es reicht. Wir sind keine Untertanen, wir sind das Volk, der Souverän in diesem Staat. Es ist an der Zeit aufzustehen, Verantwortung zu übernehmen und aktiv zu werden. Wir können Veränderungen nicht aufhalten, aber wir können und müssen sie lenken. In eine Zukunft, in der wir keine regierungskontrollierten Zombies sind, sondern selbstbestimmte denkende und fühlende Lebewesen. Wir brauchen wieder eine Welt, in der menschliches Streben nach Höherem und Besserem, nach Liebe, Glück und Erfüllung der Sinn des Lebens sein wird.

Wir können unser eigenes Schicksal in die Hand nehmen. Wir können über unser Schicksal entscheiden.

Und das müssen wir jetzt tun – für unsere Kinder, für unsere Kindeskinder. Für die Zukunftsgenerationen auf dieser Erde.

Quellenverzeichnis

1 https://reitschuster.de/post/auf-dieser-parkbank-gilt-verweilverbot-bitte-gehen-sie-zu-ihren-kollegen-ins-grossraumbuero/
2 https://www.eurosurveillance.org/content/10.2807/1560-7917.ES.2020.25.3.2000045
3 https://cormandrostenreview.com/report/
4 https://www.ncbi.nlm.nih.gov/pmc/articles/PMC7185831/
5 https://journals.sagepub.com/doi/pdf/10.1177/0033354909124002o5
6 https://www.ncbi.nlm.nih.gov/pmc/articles/PMC4117488/
7 https://pubmed.ncbi.nlm.nih.gov/29300926, https://www.ncbi.nlm.nih.gov/pmc/articles/PMC6322459/
8 https://pubmed.ncbi.nlm.nih.gov/6043624/
9 https://www.nature.com/articles/s41593-020-00758-5
10 https://www.cdc.gov/nchs/nvss/vsrr/covid_weekly/index.htm?fbclid=IwAR2-muRM3tB3uBdbTrmKwH1NdaBx6PpZo2kxotNwkUXlnbZXCwSRP2OmqsI#Comorbidities
11 https://www.netdoktor.at/coronavirus/corona-tote-meist-aelter-und-mit-vorerkrankungen-10773368
12 https://pubmed.ncbi.nlm.nih.gov/28134768/
13 http://www.who.int/csr/disease/swineflu/notes/briefing_20100610/en/index.html
14 https://archiv.cdu.de/artikel/fernsehansprache-von-bundeskanzlerin-angela-merkel
15 https://www.heise.de/tp/features/Die-drastischen-Corona-Verbote-bringen-kaum-etwas-4707056.html
16 WD-3-141-20-pdf-data.pdf (bundestag.de)
17 https://www.cicero.de/innenpolitik/Innenministerium-papier-referatsleiter-stephan-kohn-kritik-zahlen-tote-kollateralschaeden/plus
18 https://www.bundesfinanzministerium.de/Content/DE/Standardartikel/Themen/Schlaglichter/Konjunkturpaket/2020-06-03-eckpunktepapier.pdf?__blob=publicationFile
19 https://www.aerzteblatt.de/nachrichten/115076/Kliniken-und-Praxen-meldeten-Kurzarbeit-fuer-mehr-als-400-000-Mitarbeiter-an
20 https://tirol.orf.at/stories/3042830/; https://www.nzz.ch/schweiz/wegen-corona-droht-manchem-spital-das-aus-ld.1550770?reduced=true

21 https://www.presse.online/2020/06/20/spahn-durch-zu-viele-tests-mehr-falsch-positive-faelle-als-echte/

22 https://emedicine.medscape.com/article/227820-overview

23 https://www.eurosurveillance.org/content/10.2807/1560-7917.ES.2020.25.27.2001223

24 https://www.merkur.de/bayern/coronavirus-bayern-corona-tests-pcr-amper-panne-klinik-isar-ergebnisse-taufkirchen-zr-90082728.html

25 https://www.mdr.de/nachrichten/deutschland/panorama/corona-infektionen-deutschland-zweite-welle-100.html

26 https://www.bundeskanzlerin.de/bkin-de/aktuelles/pressekonferenz-von-bundeskanzlerin-merkel-am-28-august-2020-1781008

27 https://www.deutschlandfunk.de/mehr-covid-19-faelle-in-deutschland-rki-praesident-die.676.de.html?dram:article_id=481382

28 https://www.zdf.de/nachrichten/panorama/coronavirus-meyer-hermann-ratgeber-100.html

29 https://www.dw.com/de/corona-warum-funktioniert-der-lockdown-light-nicht/a-55847363; https://www.tagesschau.de/faktenfinder/lockdown-light-103.html

30 https://www.tagesschau.de/inland/merkel-corona-generaldebatte-101.html

31 https://www.leopoldina.org/presse-1/nachrichten/ad-hoc-stellungnahme-coronavirus-pandemie/; https://www.leopoldina.org/publikationen/detailansicht/publication/coronavirus-pandemie-die-feiertage-und-den-jahreswechsel-fuer-einen-harten-lockdown-nutzen-2020/

32 https://www.heise.de/tp/features/Warum-die-Wirksamkeit-des-Lockdowns-wissenschaftlich-nicht-bewiesen-ist-4992909.html

33 https://www.ad-hoc-news.de/wissenschaft/michael-esfeld-professor-fuer-wirtschaftsphilosophie-an-der-universitaet/61244242

34 https://reitschuster.de/post/leopoldina-gutachter-begutachten-ihre-eigenen-gutachten/

35 https://www.rundschau.info/prof-dr-thomas-aigner-ich-kann-es-mit-meinem-gewissen-nicht-vereinbaren-ein-teil-dieser-art-von-wissenschaft-zu-sein/

36 https://www.youtube.com/watch?v=IftnvE4B_DQ

37 https://www.br.de/nachrichten/bayern/ethikrat-staatsregierung-entlaesst-lockdown-kritiker-luetge,SOjalPE

38 https://reitschuster.de/post/nur-sechs-mediziner-berieten-regierung-zum-lockdown/

39 https://reitschuster.de/post/merkel-harter-corona-kurs-ist-politische-entscheidung/

40 https://de.statista.com/statistik/daten/studie/1192085/umfrage/coronainfektionen-covid-19-in-den-letzten-sieben-tagen-in-deutschland/; https://www.tichyseinblick.de/meinungen/naechsten-sonntag-muss-der-letzte-lockdown-enden/

41 https://www.br.de/nachrichten/deutschland-welt/trotz-britischer-mutation-die-schweden-geniessen-ihre-skiferien,SPGIxlD

42 https://www.msn.com/de-de/finanzen/top-stories/20-35-oder-50-nicht-zielf-c3-bchrend-amts-c3-a4rzte-fordern-abkehr-von-lockerungen-nach-inzidenzwert/ar-BB1dSMtn

43 https://www.youtube.com/watch?v=iN5BIcgZQqU&t=2441s – zuletzt abgerufen am 08.04.2021

44 https://reitschuster.de/post/rki-chef-wieler-entlarvt-corona-versagen-der-regierung-und-keiner-merkt-es/

45 https://www.who.int/news/item/20-01-2021-who-information-notice-for-ivd-users-2020-05

46 https://www.thelancet.com/journals/lancet/article/PIIS0140-6736(21)00425-6/fulltext; https://www.focus.de/gesundheit/coronavirus/corona-infizierte-fruehzeitig-erkennen-statistikerin-positive-schnelltests-sind-meist-falsch-selbst-wenn-sie-medizin-personal-durchfuehrt_id_13061305.html;

47 https://www.epochtimes.de/meinung/analyse/rki-infografik-nur-einer-von-50-positiv-getesteten-tatsaechlich-infiziert-a3470688.html

48 https://www.br.de/nachrichten/wissen/corona-schnelltests-wie-sinnvoll-sie-sind,SHd1ZZa

49 https://www.bild.de/regional/stuttgart/stuttgart-aktuell/tuebingen-fuehrt-schnelltest-pflicht-ein-75668146.bild.html

50 https://www.bundeskanzlerin.de/bkin-de/mediathek/videos/pressekonferenz-von-kanzlerin-merkel-nach-der-g7-videokonferenz-1860056!mediathek?query=

51 https://www.rki.de/DE/Content/InfAZ/N/Neuartiges_Coronavirus/Downloads/Stufenplan.pdf?__blob=publicationFile; https://www.wa.de/politik/corona-deutschland-lockdown-lockerungen-oeffnungen-stufenplan-angela-merkel-helge-braun-inzidenzwert-90213580.html

52 https://www.welt.de/wirtschaft/plus227583911/Lockerungs-Stufenplan-Ein-verstoerendes-Dokument-der-Zeitgeschichte.html

53 Drucksache 19/26545; http://dipbt.bundestag.de/dip21/btd/19/265/1926545.pdf

54 Drucksache 19/26545; http://dipbt.bundestag.de/dip21/
    btd/19/265/1926545.pdf; https://reitschuster.de/post/
    pandemische-lage-verlaengerung-jetzt-erkenntnisse-in-neun-
    monaten

55 https://www.bz-berlin.de/berlin/kolumne/soll-der-lockdown-
    etwa-noch-um-ein-jahr-verlaengert-werden; https://www.
    aerzteblatt.de/archiv/217880/COVID-19-Krankheitslast-in-
    Deutschland-im-Jahr-2020

56 https://www.spiegel.de/politik/ausland/coronavirus-angela-
    merkel-sieht-deutschland-in-dritter-welle-a-2e8dc0f6-88db-
    44aa-8432-1cc8c687dbfa

57 https://www.n-tv.de/panorama/Wieler-Dritte-Welle-hat-
    begonnen-article22416121.html

58 https://www.nau.ch/news/amerika/coronavirus-zahlen-in-texas-
    sinken-trotz-lockdown-aufhebung-65898764

59 US-Bundesstaaten heben Corona-Maßnahmen und
    Maskenpflicht auf – 16 Staaten bereits ohne (tkp.at)

60 https://www.sueddeutsche.de/bayern/influenza-bayerische-
    krankenhaeuser-stossen-wegen-grippewelle-an-ihre-
    grenzen-1.3869508; https://www.abendblatt.de/region/
    stormarn/article213977441/Stormarner-Kliniken-verhaengen-
    Aufnahmestopp.html

61 https://www.diepresse.com/734726/grippe-wiens-spitaler-
    uberfullt

62 https://www.intensivregister.de/#/aktuelle-lage/zeitreihen

63 https://www.aerztezeitung.de/Medizin/Welche-Operationen-
    wegen-Corona-am-haeufigsten-ausgesetzt-wurden-411679.html

64 https://www.presseportal.de/pm/9377/4840896

65 https://de.rt.com/inland/114123-mitten-in-pandemie-fehlen-in-
    deutschland-tausende-pflegekraefte/

66 https://www.focus.de/gesundheit/news/bis-zu-50-prozent-
    sterben-daran-lungenarzt-fruehe-kuenstliche-beatmung-ist-
    groesster-fehler-im-kampf-gegen-corona_id_12787476.html

67 https://www.initiative-qualitaetsmedizin.de/covid-19-pandemie

68 https://www.aerzteblatt.de/archiv/218200/COVID-19-
    Pandemie-Historisch-niedrige-Bettenauslastung

69 https://www.berliner-zeitung.de/gesundheit-oekologie/kliniken-
    werden-geschlossen-obwohl-das-gesundheitssystem-vor-dem-
    kollaps-steht-li.132283

70 https://www.morgenpost.de/bezirke/charlottenburg-
    wilmersdorf/article231312794/13-Millionen-fuer-Betrieb-der-
    Corona-Klinik-auf-Messegelaende.html

71 https://multipolar-magazin.de/artikel/kliniken-2020

72 https://www.heise.de/tp/features/Ueber-die-ignorierten-Kollateralschaeden-von-Lockdowns-4993947.html

73 https://2020news.de/analyse-der-sterbezahlen-2020-war-ein-normales-jahr/; https://reitschuster.de/post/ard-framing-zum-trotz-2020-keine-uebersterblichkeit/; https://de.rt.com/inland/112574-lmu-statistiker-keine-corona-uebersterblichkeit/

74 https://www.pnas.org/content/118/9/e2020834118

75 https://ourworldindata.org/

76 https://reitschuster.de/post/der-schwedische-weg-was-die-zahlen-sagen; https://reitschuster.de/post/schweden-gleiche-todesraten-ohne-lockdown/

77 https://www.welt.de/politik/ausland/plus228894847/US-Bundesstaat-Weniger-Tote-ohne-Lockdown-Hatte-Florida-am-Ende-doch-recht.html

78 https://www.nature.com/articles/s41598-021-84092-1

79 https://www.frontiersin.org/articles/10.3389/fmed.2020.580361/full

80 https://www.heise.de/tp/features/Warum-die-Wirksamkeit-des-Lockdowns-wissenschaftlich-nicht-bewiesen-ist-4992909.html

81 https://onlinelibrary.wiley.com/doi/10.1111/eci.13484

82 https://www.frontiersin.org/articles/10.3389/fpubh.2020.604339/full

83 https://www.thelancet.com/journals/eclinm/article/PIIS2589-5370(20)30208-X/fulltext#seccesectitle0018

84 https://ourworldindata.org/

85 https://www.focus.de/gesundheit/news/coronavirus-ueberraschend-viele-covid-19-faelle-in-afrika_id_13008286.html

86 https://www.welt.de/debatte/plus215257850/Covid-19-Was-die-Sterbedaten-der-verschiedenen-Laender-verraten.html

87 https://www.apotheken-umschau.de/krankheiten-symptome/infektionskrankheiten/coronavirus/mit-alltagsmasken-op-masken-aufwerten-762661.html

88 https://www.tagesschau.de/inland/faq-ffp2-masken-nutzen-wirkung-103.html?utm_source=pocket-newtab-global-de-DE

89 https://www.merkur.de/welt/corona-ffp2-masken-deutschland-stiftung-warentest-partikel-fiasko-zr-90231445.html

90 https://www.rki.de/SharedDocs/FAQ/NCOV2019/gesamt.html

91 https://www.krankenhaushygiene.de/informationen/824; https://www.krankenhaushygiene.de/pdfdata/presse/2021_03_31_FFP2-Masken-Berlin.pdf

92 https://www.ecdc.europa.eu/sites/default/files/documents/covid-19-face-masks-community-first-update.pdf

93 https://multipolar-magazin.de/artikel/die-maske-aus-der-schuhfabrik

94 https://pubmed.ncbi.nlm.nih.gov/33042359/

95 https://www.daserste.de/information/wirtschaft-boerse/plusminus/sendung/swr/masken-debakel-100.html

96 https://www.thieme-connect.com/products/ejournals/html/10.1055/a-1174-6591

97 https://msphere.asm.org/content/msph/5/5/e00637-20.full.pdf; https://www.thelancet.com/journals/landig/article/PIIS2589-7500(20)30293-4/fulltext; https://www.aerzteblatt.de/nachrichten/120319/COVID-19-Wirksamkeit-des-Mund-Nasen-Schutzes

98 https://www.acpjournals.org/doi/10.7326/M20-6817

99 https://www.cochrane.org/CD006207/ARI_do-physical-measures-such-hand-washing-or-wearing-masks-stop-or-slow-down-spread-respiratory-viruses; https://www.cebm.net/covid-19/masking-lack-of-evidence-with-politics/; https://www.medrxiv.org/content/10.1101/2020.05.01.20088260v1.full.pdf; https://www.cidrap.umn.edu/news-perspective/2020/04/commentary-masks-all-covid-19-not-based-sound-data

100 https://pubmed.ncbi.nlm.nih.gov/32932652/; https://www.hna.de/kassel/kassel-corona-psychologin-maske-folgen-psyche-schaden-90007521.html

101 https://pubmed.ncbi.nlm.nih.gov/33353989/; https://pubmed.ncbi.nlm.nih.gov/32917303/

102 https://www.kinderarzteugenjanzen.com/ergebnisse-der-maskendiagnostik

103 https://pubmed.ncbi.nlm.nih.gov/32453686/

104 https://www.nature.com/articles/s41467-020-19802-w

105 https://www.ncbi.nlm.nih.gov/pmc/articles/PMC7195694/; https://www.ncbi.nlm.nih.gov/pmc/articles/PMC7300701/

106 https://www.nature.com/articles/s41591-020-0843-2

107 https://link.springer.com/article/10.1007/s10096-020-03913-9

108 https://www.who.int/news/item/20-01-2021-who-information-notice-for-ivd-users-2020-05

109 https://www.br.de/mediathek/video/pressekonferenz-12022021-spahn-und-wieler-zur-corona-lage-av:602657dea636b2001a251067

110 https://www.sueddeutsche.de/gesundheit/grippewelle-coronapandemie-deutschland-1.5204675; https://reitschuster.de/post/kommt-der-dauer-lockdown-hat-sich-der-rki-chef-verplappert/; https://www.allgaeuer-zeitung.de/leben/rki-keine-grippewelle-2020-2021-aber-menschen-werden-offenbar-nachl%C3%A4ssiger_arid-227367

111 https://www.deutsche-apotheker-zeitung.de/news/artikel/2021/01/22/warum-gibt-es-wenige-grippeinfektionen-aber-viele-mit-sars-cov-2

112 https://pubmed.ncbi.nlm.nih.gov/19773292/; https://pubmed.ncbi.nlm.nih.gov/21352792/

113 https://reitschuster.de/post/corona-in-japan-die-spirale-hat-aufgehoert-sich-zu-drehen/

114 https://apps.who.int/flumart/Default?ReportNo=10

115 https://www.biomol.com/de/produkte/primer/qpcr-primer/covid-19-sars-cov-2-triplex-rt-qpcr-detection-kit-g-va0001.100 – zuletzt abgerufen 08.04.2021

116 https://onlinelibrary.wiley.com/doi/full/10.1111/eci.13423; https://www.thelancet.com/journals/lancet/article/PIIS0140-6736(21)00193-8/fulltext

117 https://www.tagesschau.de/wirtschaft/bip-bricht-um-fuenf-prozent-ein-101.html

118 https://www.tagesspiegel.de/wirtschaft/regierung-erwartet-2021-wachstum-von-drei-prozent-altmaier-rechnet-nicht-mit-insolvenzwelle/26857364.html

119 https://onlinelibrary.wiley.com/doi/full/10.1111/eci.13423

120 https://tkp.at/2020/07/31/lockdown-hat-laut-studie-im-uk-21-000-menschen-getoetet/

121 https://pubmed.ncbi.nlm.nih.gov/32988988/

122 https://pubmed.ncbi.nlm.nih.gov/32349991/

123 https://pubmed.ncbi.nlm.nih.gov/32702310/

124 https://pubmed.ncbi.nlm.nih.gov/32467244/

125 https://www.aerzteblatt.de/archiv/218200/COVID-19-Pandemie-Historisch-niedrige-Bettenauslastung

126 https://m.bild.de/politik/inland/politik-inland/onkologe-schlaegt-alarm-mehr-krebstote-durch-corona-75806600,view=amp.bildMobile.html

127 https://www.mdr.de/nachrichten/deutschland/panorama/krankenhaus-report-aok-100.html

128 https://www.heise.de/tp/features/Ueber-die-ignorierten-Kollateralschaeden-von-Lockdowns-4993947.html

129 https://www.spiegel.de/wissenschaft/wegen-corona-pandemie-
     who-befuerchtet-tausende-zusaetzliche-malaria-tote-a-
     67bb2c45-27ce-4a08-9587-714512a015b9; https://www.who.
     int/publications/i/item/9789240015791

130 https://www.mdr.de/nachrichten/deutschland/panorama/
     welthungerhilfe-milliarden-gefaehrdet-100.html; https://
     www.welthungerhilfe.de/welternaehrung/rubriken/krisen-
     humanitaere-hilfe/covid-19-welthungerhilfe-warnt-vor-
     ernaehrungskrise/

131 Eine verlorene Kindheit? – Hirnforscher Gerald Hüther warnt:
     Lockdown schadet Kindern langfristig — RT DE

132 https://www.lernen-aus-corona.de/lockdown-und-psyche/

133 https://offener-brief-kiju.de/

134 https://www.kleinezeitung.at/international/corona/5928381/
     Kein-Platz-mehr_KinderPsychiatrie-in-Wien-schlaegt-Alarm;
     https://wien.orf.at/stories/3087068/

135 https://www.echtemamas.de/erste-studien-zeigen-was-der-
     lockdown-mit-kindern-macht/

136 https://www.rnd.de/gesundheit/corona-hilferufe-von-kindern-
     und-jugendlichen-nehmen-zu-viele-haben-suizid-gedanken-
     ENE6RYV23VFSTIGSWLWGH322JA.html

137 https://www.researchgate.net/publication/344240007_
     Unusual_Features_of_the_SARS-CoV-2_Genome_Suggesting_
     Sophisticated_Laboratory_Modification_Rather_Than_
     Natural_Evolution_and_Delineation_of_Its_Probable_
     Synthetic_Route

138 https://www.prnewswire.com/news-releases/new-study-
     by-dr-steven-quay-concludes-that-sars-cov-2-came-from-a-
     laboratory-301217952.html

139 https://www.ndr.de/nachrichten/hamburg/Hamburger-
     Forscher-Coronavirus-stammt-wohl-aus-Labor,corona6764.
     html; https://www.researchgate.net/publication/349302406_
     Studie_zum_Ursprung_der_Coronavirus-Pandemie

140 https://www.who.int/bulletin/online_first/BLT.20.265892.pdf

141 https://www.aerzteblatt.de/archiv/217226/Empfehlungen-zur-
     stationaeren-Therapie-von-Patienten-mit-COVID-19

142 https://de.statista.com/statistik/daten/studie/1104173/umfrage/
     todesfaelle-aufgrund-des-coronavirus-in-deutschland-nach-
     geschlecht/

143 https://www.ndr.de/nachrichten/info/Coronavirus-Blog-Die-
     Lage-am-Donnerstag-18-Februar-,coronaliveticker846.html;
     https://www.netdoktor.at/coronavirus/corona-tote-meist-aelter-
     und-mit-vorerkrankungen-10773368

144 https://www.thoracic.org/statements/resources/tb-opi/idsaats-cap.pdf

145 https://www.bmi.bund.de/SharedDocs/downloads/DE/veroeffentlichungen/2020/corona/szenarienpapier-covid19.pdf?__blob=publicationFile&v=6

146 https://www.apotheken-umschau.de/krankheiten-symptome/infektionskrankheiten/langzeitfolgen-von-infektionskrankheiten-768225.html

147 https://www.medrxiv.org/content/10.1101/2020.12.04.20244145v2.full

148 https://www.medrxiv.org/content/10.1101/2020.10.19.20214494v1

149 https://www.ons.gov.uk/news/statementsandletters/theprevalenceoflongcovidsymptomsandcovid19complications

150 https://onlinelibrary.wiley.com/doi/epdf/10.1002/path.4461

151 https://pubmed.ncbi.nlm.nih.gov/33710597/

152 https://aacnjournals.org/ajcconline/article-abstract/27/1/67/4116/Outcomes-of-Acute-Kidney-Injury-in-Patients-With?redirectedFrom=fulltext; https://academic.oup.com/ije/article-abstract/7/3/231/755276?redirectedFrom=fulltext; https://www.sciencedirect.com/science/article/pii/S1570963911001968?via%3Dihub

153 https://www.ncbi.nlm.nih.gov/pmc/articles/PMC7832720/

154 https://pubmed.ncbi.nlm.nih.gov/32887634/

155 https://pubmed.ncbi.nlm.nih.gov/32437596/

156 https://www.sciencedirect.com/science/article/abs/pii/S0046817720302008

157 https://apps.who.int/iris/handle/10665/40557; https://icd.who.int/icd11refguide/en/index.html

158 https://www.cmaj.ca/content/cmaj/158/10/1317.full.pdf; https://www.cancer.org/latest-news/understanding-cancer-death-rates.html

159 https://www.who.int/classifications/icd/Guidelines_Cause_of_Death_COVID-19.pdf?ua=1

160 https://www.cebm.net/covid-19/death-certificate-data-covid-19-as-the-underlying-cause-of-death/

161 https://www.lgl.bayern.de/gesundheit/infektionsschutz/infektionskrankheiten_a_z/coronavirus/karte_coronavirus/

162 https://www.aerzteblatt.de/nachrichten/120950/Grossteil-der-Coronatoten-an-statt-mit-COVID-19-gestorben

163 https://pubmed.ncbi.nlm.nih.gov/33608563/

164 https://www.sciencedirect.com/science/article/pii/S0002944010604701

165 https://www.cell.com/immunity/fulltext/S1074-7613(16)30160-1?_returnURL=https%3A%2F%2Flinkinghub.elsevier.com%2Fretrieve%2Fpii%2FS1074761316301601%3Fshowall%3Dtrue

166 https://www.researchsquare.com/article/rs-35331/v1

167 https://www.cell.com/cell/fulltext/S0092-8674(20)30610-3

168 https://www.biorxiv.org/content/10.1101/2020.06.29.174888v1

169 https://science.sciencemag.org/content/368/6494/1012.long

170 https://www.bundesfinanzministerium.de/Content/DE/Standardartikel/Themen/Schlaglichter/Konjunkturpaket/2020-06-03-eckpunktepapier.pdf?__blob=publicationFile&v=10

171 https://www.nature.com/articles/d41586-020-00751-9; https://www.sciencemag.org/news/2020/07/scientists-scoff-indian-agencys-plan-have-covid-19-vaccine-ready-use-next-month

172 https://www.rki.de/SharedDocs/FAQ/COVID-Impfen/COVID-19-Impfen.html

173 https://www.tandfonline.com/doi/full/10.1080/14760584.2018.1419067; https://www.nature.com/articles/d41586-020-01221-y

174 https://science.sciencemag.org/content/368/6494/945

175 https://jamanetwork.com/journals/jama/article-abstract/336928; https://academic.oup.com/aje/article/89/4/422/198849

176 https://jvi.asm.org/content/87/9/4907.long

177 https://www.tandfonline.com/doi/full/10.1080/14760584.2018.1419067

178 https://www.tandfonline.com/doi/full/10.1080/14760584.2018.1419067

179 https://www.nature.com/articles/3302213

180 https://link.springer.com/protocol/10.1007%2F978-1-62703-110-3_27

181 https://www.nature.com/articles/nrd.2017.243

182 https://www.biorxiv.org/content/10.1101/2020.06.29.174888v1

183 https://www.europarl.europa.eu/news/de/press-room/20200706IPR82731/parlament-will-entwicklung-von-covid-19-impfstoffen-beschleunigen

184 https://www.aerzteblatt.de/archiv/216361/Vorerkrankungen-Risikogruppen-sind-jetzt-bekannt

185 https://jamanetwork.com/journals/jamainternalmedicine/fullarticle/2771091

186 www.ema.europa.eu/en/documents/product-information/comirnaty-epar-product-information_de.pdf

187 https://www.sciencedirect.com/science/article/pii/S1521661621000024?via%3Dihub

188 https://m.dw.com/en/india-pfizer-withdraws-covid-vaccine-application-for-emergency-use/a-56462616

189 https://www.biorxiv.org/content/10.1101/2020.12.11.421008v1

190 https://www.nejm.org/doi/full/10.1056/NEJMoa2024671

191 https://www.nature.com/articles/s41586-020-2608-yds

192 https://science.sciencemag.org/content/368/6494/1012.long

193 https://www.nejm.org/doi/full/10.1056/NEJMoa2034577?query=featured_home

194 https://www.bmj.com/content/371/bmj.m4037

195 https://pubmed.ncbi.nlm.nih.gov/32453686/; https://www.nature.com/articles/s41467-020-19802-w; https://www.nature.com/articles/s41467-020-19802-w

196 https://www.rki.de/DE/Home/homepage_node.html

197 https://papers.ssrn.com/sol3/papers.cfm?abstract_id=3777268

198 https://www.who.int/news/item/20-01-2021-who-information-notice-for-ivd-users-2020-05

199 https://www.ncbi.nlm.nih.gov/pmc/articles/PMC7445431/

200 https://www.aerztezeitung.de/Nachrichten/AstraZeneca-stoppt-Corona-Impfstudien-412708.html

201 https://www.rki.de/DE/Content/Infekt/Impfen/Materialien/Downloads-COVID-19/Aufklaerungsbogen-de.pdf?__blob=publicationFile

202 https://wonder.cdc.gov/

203 https://www.nejm.org/doi/full/10.1056/NEJMra2035343

204 https://www.ncbi.nlm.nih.gov/pmc/articles/PMC6829615/

205 https://www.ncbi.nlm.nih.gov/pmc/articles/PMC6383180/

206 https://jvi.asm.org/content/85/20/10582

207 https://www.jstage.jst.go.jp/article/jvms/60/1/60_1_49/_article

208 https://jbiomedsci.biomedcentral.com/articles/10.1186/s12929-020-00695-2

209 https://onlinelibrary.wiley.com/doi/10.1111/ijcp.13795

210 https://www.researchsquare.com/article/rs-35331/v1; https://www.cell.com/cell/fulltext/S0092-8674(20)30610-3.

211 https://www.biorxiv.org/content/10.1101/2020.06.29.174888v, https://www.biorxiv.org/content/10.1101/2020.06.29.174888v1; www.merkur.de/welt/corona-schwedenimmunitaet-infektion-studie-pandemie-stockholmforscher-t-gedaechtniszellen-zr-90038510.html

212 https://onlinelibrary.wiley.com/doi/abs/10.1002/adma.201906274

213 https://www.rki.de/DE/Content/Gesundheitsmonitoring/JoHM/2020/JoHM_Inhalt_20_S11.html

214 https://tkp.at/2021/03/02/pfizer-ceo-bezeichnet-israel-als-grosses-impf-labor/

215 https://www.aerzteblatt.de/nachrichten/121179/Analyse-in-Israel-bestaetigt-hohe-Wirksamkeit-von-Coronaimpfstoff

216 https://ourworldindata.org/coronavirus; https://tkp.at/2021/02/17/laender-mit-der-hoechsten-impfrate-haben-hoehere-sterbefaelle-als-andere/

217 https://ourworldindata.org/coronavirus/country/israel?country=~ISR

218 https://ourworldindata.org/vaccination-israel-impact

219 https://report24.news/israel-vierter-lockdown-steht-trotz-massenimpfungen-bevor/

220 https://www.n-tv.de/politik/Lambrecht-fordert-mehr-Rechte-fuer-Geimpfte-article22377763.html; https://de.rt.com/europa/114543-zur-rettung-europaeischen-lebensweise-eu-impfpass-bis-sommer/

221 https://tkp.at/2021/03/15/haager-strafgerichtshof-behandelt-klage-wegen-verletzung-des-nuernberger-kodex-durch-israelische-regierung-und-pfizer/

222 https://www.kbv.de/html/48477.php; https://reitschuster.de/post/aerzte-und-apotheker-protestieren-gegen-impf-politik/

223 https://uploads-ssl.webflow.com/5fa5866942937a4d73918723/601ffc3e56a64132caa3f42f_Open_Letter_from_the_UKMFA_Vaccine_Deaths_Care%20Homes.pdf

224 COVID DATA - OpenVaers

225 https://reitschuster.de/post/die-beunruhigenden-zahlen-zu-impfschaeden-und-das-schweigen-der-medien/; https://www.pei.de/SharedDocs/Downloads/DE/newsroom/dossiers/sicherheitsberichte/sicherheitsbericht-27-12-bis-26-02-21.pdf?__blob=publicationFile&v=9

226 https://report24.news/82-jaehriger-nach-impfung-tot-er-starb-noch-vor-dem-impfzentrum/; https://www.epochtimes.de/politik/ausland/kerngesunde-39-jaehrige-mutter-stirbt-nach-zweiter-dosis-des-moderna-impfstoffs-a3470544.html

227 https://report24.news/az-impfung-aus-deutschland-13-faelle-von-hirn-thrombosen-gemeldet/

228 https://www.ema.europa.eu/en/news/covid-19-vaccine-astrazeneca-benefits-still-outweigh-risks-despite-possible-link-rare-blood-clots

229 https://report24.news/auch-in-norwegen-astrazeneca-als-thrombose-ausloeser-nachgewiesen/?feed_id=556&_unique_id=60560b4648e83

230 https://www.rki.de/DE/Content/Gesundheitsmonitoring/
JoHM/2020/JoHM_Inhalt_20_S11.html

231 https://www.epochtimes.de/politik/deutschland/auffaellige-
haeufung-der-corona-todesfaelle-nach-impfung-big-data-
spezialist-martin-adam-analysiert-rki-zahlen-a3472195.html

232 https://www.rki.de/DE/Content/InfAZ/N/Neuartiges_
Coronavirus/Situationsberichte/Dez_2020/2020-12-08-en.
pdf?__blob=publicationFile

233 https://www.aerzteblatt.de/medizin/
originalarbeiten?aid=217880

234 https://www.welt.de/wissenschaft/article226252963/Corona-
Opfer-verloren-laut-RKI-im-Schnitt-9-6-Jahre-Lebenszeit.html

235 https://www.focus.de/gesundheit/coronavirus/neue-studie-nur-
vorerkrankte-menschen-sterben-an-corona-rki-studie-zeigt-jetzt-
etwas-anderes_id_12975994.html

236 https://wellcomeopenresearch.org/articles/5-75; https://www.
ndr.de/nachrichten/info/Coronavirus-Blog-Die-Lage-am-
Donnerstag-18-Februar-,coronaliveticker846.html

237 https://www.heise.de/tp/features/Corona-Todesfaelle-Die-Maer-
von-den-zehn-verlorenen-Lebensjahren-5060636.html; https://
vera-lengsfeld.de/2021/03/02/corona-notstandsverordnungen-
beruhen-auf-falschen-zahl

238 https://pubmed.ncbi.nlm.nih.gov/32578052/

239 https://pubmed.ncbi.nlm.nih.gov/32578052/; https://
www.annualreviews.org/doi/10.1146/annurev-
virology-012420-022445; https://onlinelibrary.wiley.com/doi/
epdf/10.1111/resp.13196

240 https://www.ncbi.nlm.nih.gov/pmc/articles/PMC3291398/

241 https://assets.publishing.service.gov.uk/government/uploads/
system/uploads/attachment_data/file/961037/NERVTAG_note_
on_B.1.1.7_severity_for_SAGE_77__1_.pdf

242 https://www.medrxiv.org/content/10.1101/2021.01.28.2125068
0v1.full

243 https://www.merkur.de/welt/coronavirus-mutation-
toedlich-gefahr-sterblichkeit-london-irland-grossbritannien-
infektion-90178351.html

244 https://www.rnd.de/gesundheit/in-grossbritannien-entdeckte-
corona-mutation-fuhrt-b117-wirklich-zu-mehr-infektionen-
TW6IP7LBPJFANPNBGUBXVX226I.html

245 https://www.focus.de/gesundheit/news/in-aktuellem-interview-
virologe-warnt-vor-mutations-panik-nichts-sensationelles-
sondern-ganz-normal_id_12977045.html

246 http://cov-glue.cvr.gla.ac.uk/#/home; https://www.gisaid.org/
     epiflu-applications/hcov-19-reference-sequence/
247 https://reitschuster.de/post/wie-die-tagesschau-mit-
     uebersterblichkeit-trickst/
248 https://www.ardaudiothek.de/morgenecho-interview/corona-
     angst-als-herrschaftsinstrument/75295384
249 https://www.bmi.bund.de/SharedDocs/downloads/DE/
     veroeffentlichungen/2020/corona/szenarienpapier-covid19.
     pdf?__blob=publicationFile&v=6
250 https://www.focus.de/gesundheit/lockdown-und-
     kollateralschaeden-zahlreiche-seiten-geschwaerzt-wie-kam-es-
     zur-lockdown-strategie-der-bundesregierung_id_12965163.html
251 https://reitschuster.de/post/merkel-harter-corona-kurs-ist-
     politische-entscheidung/
252 https://www.welt.de/politik/deutschland/article220993632/
     Markus-Soeder-Todeszahlen-so-hoch-als-wuerde-jeden-Tag-ein-
     Flugzeug-abstuerzen.html
253 https://www.bild.de/bild-plus/politik/inland/politik-
     inland/ethik-professor-aus-bayern-rechnet-mit-soeder-ab-
     74364050,view=conversionToLogin.bild.html
254 https://www.watson.de/deutschland/coronavirus/546432301-
     maximum-an-faellen-wohl-von-juni-bis-august-virologe-drosten-
     zu-corona
255 https://www.watson.de/deutschland/coronavirus/546432301-
     maximum-an-faellen-wohl-von-juni-bis-august-virologe-drosten-
     zu-corona
256 https://www.faz.net/aktuell/gesellschaft/gesundheit/
     coronavirus/drosten-fuer-ueber-50-jaehrige-ohne-corona-
     impfung-wird-es-brenzlig-17249017.html
257 https://onlinelibrary.wiley.com/doi/10.1111/eci.13554
258 https://www.zdf.de/nachrichten/zdfheute-live/videos/schrappe-
     corona-kritik-video-100.html
259 https://www.bild.de/politik/inland/politik-inland/darf-nicht-
     mass-aller-dinge-sein-professoren-rechnen-mit-inzidenz-
     ab-75814184.bild.html; https://www.covid19.statistik.uni-
     muenchen.de/newsletter/index.html
260 https://www.tagesschau.de/inland/rki-exponentielles-
     wachstum-101.html
261 https://www.rki.de/DE/Content/InfAZ/N/Neuartiges_
     Coronavirus/Situationsberichte/Gesamt.html;jsessi
     onid=AD21895E18ADF11D3D84BEF9D94DCE57.
     internet111?nn=13490888

262 Siehe Anm. 6 und 7; https://journals.sagepub.com/doi/
pdf/10.1177/00333549091240020 5; https://www.ncbi.nlm.nih.
gov/pmc/articles/PMC4117488/

263 https://www.br.de/nachrichten/bayern/versetzter-
gesundheitsamts-chef-kritisiert-staatsregierung,SFYyuwS

264 Schweigemärsche: So sieht Versammlungsfreiheit in Deutschland
aus – Geld und mehr (norberthaering.de)

265 https://www.welt.de/politik/deutschland/plus227789681/
Hans-Juergen-Papier-Die-Menschen-dieses-Landes-sind-keine-
Untertanen.html

266 https://www.welt.de/debatte/kommentare/article183830806/
Hoechstes-deutsches-Gericht-Merkels-Mann-fuer-Karlsruhe-ist-
der-richtige.html

267 https://www.boerse.de/nachrichten/Harbarth-Wer-Gegenwart-
Diktatur-nennt-relativiert-Nazi-Herrschaft/31622557

268 https://www.welt.de/kultur/plus227776037/Richter-klagt-in-
Karlsruhe-Was-wir-erleben-ist-verfassungswidrig.html

269 https://www.focus.de/politik/thueringer-urteil-bringt-regierung-
in-erklaerungsnot-corona-hammer-gericht-nennt-lockdown-
katastrophale-politische-fehlentscheidung_id_12899284.html

270 https://www.ebm-netzwerk.de/de/veroeffentlichungen/covid-19

271 https://www.pandata.org/protocol-for-reopening-society/

272 https://www.focus.de/gesundheit/news/mediziner-kritisiert-
merkel-leidet-unter-kuba-syndrom_id_12971235.html

273 https://www.merkur.de/politik/angela-merkel-corona-kritik-
virologe-klaus-stoehr-deutschland-regeln-strategie-90175458.
html

274 https://www.focus.de/gesundheit/news/hendrik-streeck-im-
gespraech-virologe-richtet-appell-an-bundesregierung-holt-
kinderaerzte-und-psychologen-in-eure-gremien_id_12958550.
html

275 https://multipolar-magazin.de/artikel/die-mainstream-
blase?fbclid=IwAR3Gy3EiCQu-S-dE9UuHqYtnGT7onSZKJj
NqK6V27nBzWVaGVv_siaQSnI4; https://clubderklarenworte.
de/wp-content/uploads/2021/03/Brief-oeffentlich-rechtlicher-
Journalistin.pdf

276 https://www.aerztezeitung.de/Politik/G20-muss-am-
Krisenmanagement-feilen-310407.html

277 https://www.nzz.ch/feuilleton/die-geschlossene-gesellschaft-
und-ihre-neuen-freunde-warum-es-falsch-ist-die-gesundheit-
hoeher-zu-gewichten-als-die-menschenwuerde-ld.1609287